I0030175

DE LA

MORT APPARENTE

ET DES

INHUMATIONS PRÉMATURÉES

PAR

GUSTAVE LE BON

Deuxième édition

PRÉCÉDÉE D'UNE INTRODUCTION PAR

P.-A. PIORRY

DE L'ACADÉMIE IMPÉRIALE DE MÉDECINE.

PARIS

LIBRAIRIE D'ADRIEN DELAHAYE,

PLACE DE L'ÉCOLE-DE-MÉDECINE.

1866

DE LA

MORT APPARENTE

ET DES

INHUMATIONS PRÉMATURÉES.

DU MÊME AUTEUR :

La Brenne. Recherches sur la fièvre intermittente, le dessèchement et la mise en culture des terres marécageuses.
In-8º. Paris, 1860.

**Nouvelle méthode simplifiée d'analyse chimique des
terres.** In-8º. Paris, 1862.

Progrès et tendances des sciences modernes. (*Musée
des Sciences.*)

**De l'existence d'un alcaloïde dans la fève de Cala-
bar et de ses propriétés thérapeutiques.** (Comptes
rendus de l'Académie des sciences, 1865.)

La question des générations spontanées. (Divers articles dans plusieurs journaux.)

Causeries scientifiques et bibliographiques. (*Courrier Médical.*)

Recherches sur la mort apparente. In-4º. Paris, 1866.

Chroniques scientifiques et médicales. (*L'Événement.*)

Les applications de la Chimie. Traité de chimie appliquée aux sciences, à l'industrie, à l'agriculture et à la
médecine. 2 forts volumes in-8º (sous presse).

DE LA

MORT APPARENTE

ET DES

INHUMATIONS PRÉMATURÉES

PAR

GUSTAVE LE BON

Redacteur scientifique de l'Événement et collaborateur
du Courrier médical.

Deuxième édition

PRÉCÉDÉE D'UNE INTRODUCTION PAR

P.-A. PIORRY

Professeur de clinique à la Faculté de Médecine de Paris
Medecin de l'Hôtel-Dieu
Membre de l'Académie impériale de médecine

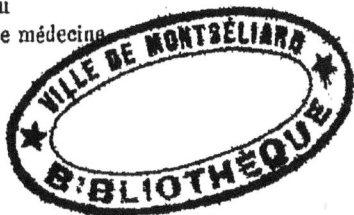

VILLE DE MONTBÉLIARD BIBLIOTHÈQUE

PARIS

LIBRAIRIE D'ADRIEN DELAHAYE,

RUE DE L'ÉCOLE-DE-MÉDECINE, 23.

1866

Droits de traduction et de reproduction réservés.

INTRODUCTION

La question de la mort apparente et
des inhumations prématurées est une
question qui, depuis longtemps, a attiré
l'attention des législateurs et des savants.
Aucune perspective n'est plus redoutable,
en effet, que celle d'être enterré vivant;
et par tous les moyens possibles on doit
s'efforcer de la prévenir.

Un anatomiste célèbre, Winslow, fut
le premier qui fit des études sérieuses
sur ce sujet. En 1740, il publia sur la
mort apparente une dissertation dont la
conclusion était, qu'à l'exception des

indices fournis par la décomposition cadavérique, il n'existait pas de signes
certains de la mort.

Un autre médecin, Bruhier, ayant dé-
veloppé la thèse de Winslow et prétendu
que les exemples d'individus enterrés
vivants étaient extrêmement nombreux,
Louis, chirurgien célèbre de cette époque, crut nécessaire de rassurer le public, et en réponse au livre de Bruhier, il
publia, sur la *certitude des signes de la mort*,
un ouvrage dans lequel il affirmait que
les moyens de constater le décès étaient
aussi certains que nombreux.

Louis, comme tous les médecins qui
ont traité ce sujet, ne niait pas qu'on eût
enterré des individus vivants. « La question, disait ce grand chirurgien, n'est pas
de savoir si l'on a enterré des personnes
vivantes sous de fausses apparences de la
mort, *c'est un point de fait qu'on ne peut
révoquer en doute.* » Ce qu'il importe de

déterminer, en effet, c'est si la science possède un moyen absolument certain pour distinguer, dans tous les cas, un individu vivant d'avec celui qui a cessé de l'être.

Il y a une trentaine d'années environ, l'Académie des sciences mit au concours la question de la mort apparente. Le prix fut remporté par M. Bouchut, qui indiquait, comme signe certain de la mort, l'absence prolongée à l'auscultation des battements du cœur.

La valeur du signe donné par M. Bouchut fut contestée par beaucoup de médecins. En différentes circonstances, et notamment à la suite de la syncope, j'ai pu m'assurer par moi-même de son inexactitude. Dans un ouvrage sur les caractères de la mort, entrepris quelques années plus tard sous les auspices du gouvernement, et également couronné par l'Institut, M. Josat cite plusieurs exemples d'individus revenus à la vie, après l'absence prolongée des battements du cœur à l'auscultation ; et il affirme avec raison, qu'en se fiant à ce signe, on s'exposerait à de fatales méprises.

Des différents travaux publiés sur la mort apparente, et des recherches que j'ai faites moi-même sur ce sujet, il y a plus de trente ans, il résulte que de tous les signes de la mort, un seul, la décomposition cadavérique, peut être considéré comme absolument certain. L'unique moyen d'empêcher les inhumations prématurées est donc de conserver les cadavres jusqu'à l'apparition de ce phénomène.

Comment conserver les cadavres jusqu'au moment où ils commencent à se décomposer ? Les garder chez soi ou les déposer dans des salles spéciales construites pour cette destination ; telles sont les méthodes actuellement en usage dans plu-

sieurs pays de l'Europe. M. Gustave
Le Bon en propose de beaucoup plus
simples, présentant l'avantage de ne
coûter absolument rien, et de pouvoir
être appliquées partout sans causer aucune gêne.

L'ouvrage de M. Le Bon, sur la mort
apparente et les inhumations prématurées, est extrêmement complet et ne
ressemble en aucune façon aux innombrables compilations écrites sur cette
matière. Tous les chapitres qui le com-
posent y sont traitées avec beaucoup de
soin.

L'auteur n'a pas voulu se borner à in-
diquer des moyens simples et faciles,
pour rendre impossibles les inhumations prématurées. Dans une série de
chapitres extrêmement intéressants, il a
abordé les questions les plus élevées de
la physiologie. Quelles sont les conditions
nécessaires au maintien de la vie, et

dans quelles circonstances se produit la
mort réelle et la mort apparente? La sé-
paration entre ces deux différents états
est-elle absolue, et ne peut-on faire revivre un individu dont les organes ne fonctionnent plus, bien qu'ils soient aptes à
fonctionner encore, ainsi que cela arrive,
par exemple, après la mort par syncope
ou par hémorrhagie? Les chapitres qui
traitent de ces problèmes, constituent la
partie la plus remarquable de l'ouvrage.
Ils renferment des idées neuves, originales
et exposées ave un grand talent. Le livre
de M. G. Le Bon s'adresse au philosophe
aussi bien qu'au médecin. Obligé d'aborder l'étude physiologique de la vie et de
la mort, l'auteur a su montrer les ressources que la science peut fournir à la
philosophie. On ne saurait trop le répé-
ter, en effet, il ne peut y avoir de véritable
philosophie que celle qui prend la science
pour base; de même aussi qu'il n'est

de science véritablement complète que
celles dont les différentes parties sont rat-
tachées entre elles par un lien philoso-
phique.

P.-A. PIORRY.

Membre de l'Académie de médecine.

CHAPITRE I

Opinions des auteurs sur les faits d'inhumations prématurées.
— Louis et Bouchut. — Winslow et Bruhier. — Appré-
ciation du livre de Bruhier par les corps savants de l'é-
poque. — Les observations d'inhumations prématurées
peuvent être divisées en deux classes. — Observations de
mort apparente dont la réalité ne peut être mise en doute.
— Observations douteuses.

« Chacun de nous a senti sa compassion s'é-
mouvoir à cette pensée qu'il pouvait arriver
qu'un homme fût cloué vivant dans un cercueil. La raison se trouble à l'idée de cette
lutte horrible d'un malheureux qui se réveille
enseveli, qui renaît un instant à la vie pour
succomber dans les tortures du supplice le
plus affreux qu'ait jamais enfanté la plus
cruelle barbarie. La tombe nous a redit l'é-

pouvante de ces drames monstrueux. En
fouillant d'anciens cimetières, on a trouvé en-
fermés dans les cercueils des squelettes aux
attitudes désespérées ; leurs membres horri-
blement contractés trahissaient la révolte su-
prême de la vie, l'angoisse d'une effrayante
agonie, dont pas un cri, pas un gémissement
n'avait pu être entendu des vivants. »

Ainsi s'exprimait au Sénat, il y a quelques
mois, M. le vicomte de la Guéronnière, dans
une discussion qui a eu en France un retentissement considérable. Les personnes peu au
courant de la question, ont dû se demander
s'il était possible qu'un être vivant puisse être
exposé à souffrir l'affreux supplice d'être enterré avant sa mort, et si pareil fait pouvait se
renouveler fréquemment.

On a admis pendant longtemps qu'il existait un grand nombre de signes certains de la
mort. Partant de cette opinion, on prétendait
que les inhumations prématurées étaient fort
rares et que toutes les erreurs de ce genre
avaient été commises par des personnes étran-

gères à la médecine. Les travaux modernes
ont démontré l'incertitude de la plupart des
signes de la mort, et il a bien fallu recon-
naître, non-seulement que les cas *connus*
d'individus enterrés vivants étaient nombreux,
mais encore que les médecins les plus expéri-
mentés avaient pu, malgré leur science, com-
mettre de fatales erreurs.

Parmi les nombreux auteurs qui ont écrit
avec des opinions diverses sur la mort apparente, aucun n'a contesté qu'on ait enterré des
individus vivants. La question, dit l'illustre
chirurgien Louis, n'est pas de savoir si l'on a
enterré des personnes vivantes sous de fausses
apparences de la mort. *C'est un point de
fait qu'on ne peut révoquer en doute.* Et
M. Bouchut, longtemps après Louis, ré-
pète dans les mêmes termes la même opinion[1]. La question sujette à contestation et

---

1: « Il est parfaitement démontré, dit M. Orfila,
que des personnes qui ont été regardées comme
mortes sont revenues à la vie au moment où on allait
les ouvrir ou les ensevelir, ou bien lorsqu'elles étaient
déjà dans le cercueil et même dans la tombe. On peut

sur laquelle on n'est pas parvenu à se mettre d'accord, est celle de la valeur des signes de la mort.

De tous les ouvrages écrits sur la mort apparente, aucun n'a eu le succès de celui écrit en 1740 par le célèbre anatomiste Winslow. Ce médecin avait été enterré deux fois vivant et il cherchait les moyens de ne pas l'être une troisième. Un autre médecin du nom de Bruhier, traduisit sa dissertation et crut nécessaire, pour lui donner plus d'intérêt, de la faire suivre d'une liste considérable d'individus enterrés vivants. Il composa à ce sujet deux gros volumes qui furent lus avidement.

L'ouvrage de Bruhier a été violemment attaqué; on a contesté l'exactitude de la plupart des faits qui y sont rapportés et on a reproché à l'auteur le peu de discernement qu'il a apporté dans leur choix. Sans doute, son livre est loin d'être parfait, sur beaucoup de points

assurer que plusieurs d'entre elles ne sont mortes que pour avoir été enterrées avec trop de précipitation. Cette funeste méprise tient à la difficulté qu'on éprouve dans certaines circonstances à distinguer la mort apparente. »

il laisse beaucoup à désirer ; mais quand on l'a lu attentivement, on ne se rend guère compte des attaques violentes dont il a été l'objet, surtout de la part de quelques médecins modernes. Pour démontrer au surplus sa valeur, il suffit de rappeler qu'il fut approuvé par tous les corps savants de l'époque, et notamment par les Facultés de médecine de Paris, de Montpellier, de Strasbourg et l'Académie royale de chirurgie. Voici comment la Faculté de médecine de Paris s'exprima à son endroit :

« Nous soussignés, docteurs régents de la Faculté de médecine de Paris, et nommés par ladite Faculté pour examiner le livre de M. Bruhier, docteur-médecin, intitulé : *Dissertation*, etc., et en dire notre sentiment, nous avons jugé que ce livre tel qu'il est réformé dans la présente édition, *est d'une extrême importance pour le salut du public*, et que l'auteur insiste avec raison sur les funestes et *trop fréquents* inconvénients qui suivent les enterrements précipités. Fait à Paris, le 17 octobre 1748. Signé Winslow, Falconet.

Procope, Casamajor, Baude, de la Cloix, Person. »

Si nous rapportons ici l'opinion des savants de l'époque sur le livre de Bruhier, ce n'est pas tant pour défendre cet ouvrage, auquel nous ne ferons du reste aucun emprunt, que pour montrer que depuis longtemps les médecins les plus illustres ont considéré les inhumations prématurées comme extrèmement fréquentes, opinion partagée également par les médecins modernes qui ont le mieux étudié cette question, ainsi que nous l'établirons plus loin.

Avant d'aborder l'étude des signes de la mort et des moyens à employer pour prévenir les inhumations prématurées, nous pensons qu'il ne sera pas sans intérêt de citer quelques exemples d'individus enterrés vivants. Nous avons choisi entre les innombrables observations rapportées par les auteurs, et ce choix nous a demandé de très-longues recherches, car nous nous sommes toujours efforcés de remonter aux sources où elles avaient été puisées. Malgré tous

nos efforts, il nous a été impossible de nous
assurer de la réalité de certains faits, trop
intéressants cependant pour ne pas être
mentionnés. Afin d'être tout à la fois précis et
complet, nous divisons en deux séries, qui feront l'objet de chapitres séparés, les observations que nous avons recueillies. Dans la première, nous réunissons les faits anciens ou
modernes, dont malgré leur véracité apparente, il est impossible de fournir des preuves
certaines. Dans la seconde, au contraire, nous
ne rapporterons que des observations présentant tous les caractères de la certitude.

CHAPITRE II

OBSERVATIONS DE MORT APPARENTE ET D'INDIVIDUS ENTERRÉS VIVANTS.

———

———

Individus revenus à la vie au moment de leurs funérailles. — Observations rapportées par les anciens auteurs.

Les observations de ce genre sont assez nombreuses, nous nous bornerons à en citer quelques-unes qui nous ont été laissées par Pline.

1.

« Le consul Aviola se ranima sur le bûcher,
mais la violence des flammes empêcha qu'on
ne le secourût, et il fut brûlé vif. Le même
malheur arriva, dit-on, à Lamia, ex-prêteur.
Messala Rufus, et la plupart des auteurs, rap-
portent que Élius Tubéron, qui avait aussi
rempli les fonctions de la préture, fut retiré
du bûcher. Telle est la condition des mortels,
et nous sommes à un tel point le jouet de la
fortune, que nous ne sommes sûrs de rien,
pas même de la mort d'un homme. »

« Varron rapporte aussi que lorsqu'il était
vigintivir pour le partage des terres de Ca-
poue, un homme que l'on portait au bûcher
revint à pied de la place publique chez lui,
que pareille chose était arrivée à Aquinum. Il
dit de plus, qu'à Rome, Corfidius, mari de sa
tante maternelle, revint à la vie, lorsque déjà
l'on avait fait prix pour ses funérailles, et que
lui-même accompagna le convoi de celui qui
avait commandé le sien. » (Pline, *Hist. natu-*
relle, liv. vii, chap. 52.)

Individus revenus à la vie pendant leur autopsie.

Tout le monde a entendu raconter l'histoire de ce gentilhomme qui se ranima pendant que Vésale faisait son autopsie, celle du cardinal Espinosa saisissant le scalpel qui venait de lui ouvrir le ventre, de l'illustre auteur de *Manon Lescaut*, disséqué vivant par un chirurgien de village. Des critiques modernes ayant cherché à établir que ces faits, les deux derniers surtout, n'étaient pas exacts, nous n'insisterons pas et citerons seulement parmi les histoires de ce genre celle que le chirurgien Peu raconte dans ses œuvres et dont personne n'a contesté la réalité. Nous l'aurions rapporté dans le chapitre consacré aux observations authentiques si nous n'avions préféré réunir sous le même titre tous les faits du même genre.

Philippe Peu avait été prié de faire l'opération césarienne sur une femme considérée comme morte. Après s'être assuré que le cœur ne battait plus et qu'elle ne présen-

tait aucun signe de vie, il commença l'opération. A peine avait-il plongé son bistouri dans
les chairs, que la femme remua les lèvres,
s'agita et revint à la vie. La terreur de Peu
fut si grande, qu'il se jura de ne plus jamais
recommencer semblable opération.

Observations d'inhumations prématurées rapportées par Bacon.

Le chancelier Bacon, peu suspect de crédu-
lité, s'exprime au sujet des inhumations prématurées de la façon suivante : «Il y a beaucoup
« d'exemples de personnes tirées de leur lit,
« portées à l'église, et même quelques-unes
« d'enterrées; qui ont repris l'exercice de la
« vie, ce qu'on a reconnu dans ces derniers,
« là terre ayant été ouverte peu de temps
« après, par les blessures que les cadavres
« avaient à la tête en conséquence des mou-
« vements et des efforts qu'ils avaient faits
« dans le cercueil. Il y a même un exemple
« tout récent et très-remarquable de cet acci-

« dent. C'est celui du docteur Scot, lequel fut
« trouvé dans cet état par son domestique,
« qui le déterra peu de temps après son in-
« humation, au retour d'un voyage, pendant
« lequel son maître avait été enterré. Il y a
« apparence que ce domestique savait qu'il
« était sujet à des attaques de catalepsie. »

Jeune fille devenue enceinte pendant qu'elle était dans l'état de mort apparente.

Nous rapportons l'histoire qui va suivre,
parce qu'elle est bizarre et racontée par un
grand nombre d'auteurs, mais nous croyons
qu'elle ne mérite qu'une très-médiocre confiance.

Un religieux chargé de veiller sur le corps
d'une jeune fille admirablement belle, qu'on
croyait morte, ne put résister aux désirs que
faisait naître en lui sa vue. La jeune fille revint à la vie, et à son grand étonnement elle
devenait neuf mois après mère d'un enfant.
Le religieux avoua en être le père, et se fit re-
lever de ses vœux pour l'épouser.

Histoire d'une femme enterrée vivante et revenue à l
vie dans des circonstances extraordinaires.

Un jeune homme sans fortune avait conçu
une grande passion pour une jeune femme que
ses parents préférèrent marier à un homme
très-riche. Étant tombée bientôt malade, elle
fut considérée comme morte et on l'enterra. En
apprenant cette nouvelle, le jeune homme voulut revoir celle qu'il avait aimée. Il la fit déterrer et elle se ranima dans ses bras. Recon-
naissante du service que lui avait rendu son
amant, elle consentit à quitter la France avec
lui. Malheureusement le mari eut connaissance de cette aventure, il réclama sa femme,
et après un procès très-long elle lui fut rendue
par jugement.

Cette histoire se trouve avec beaucoup de
variantes dans une foule d'auteurs, elle est
même reproduite dans le recueil des causes
célèbres. Nous ne croyons pas cependant
qu'elle mérite beaucoup plus de croyance que

la précédente. Nous ne la mentionnons qu'à cause de son originalité.

Individu enterré vivant pendant une attaque de catalepsie, et revenu à la vie au moment où on commençait son autopsie.

À la suite d'une attaque de catalepsie, un Anglais fut considéré comme mort et cloué dans un cercueil. Bien qu'ayant perdu la faculté de faire aucun mouvement, il entendait parfaitement tout ce qui se faisait autour de lui. « Il voulait parler, faire un mouvement; mais sa langue était clouée à son palais, et ses membres, qui percevaient parfaitement le contact des couvertures qui l'enveloppaient, enlacés par d'invisibles liens, se refusaient à exéter le moindre mouvement. »

Durant trois jours entiers son corps resta exposé. Il entendait et comprenait tout ce qui se passait autour de lui, et, de minute en minute, espérait vainement que le charme fatal qui pesait sur lui allait être brisé. La bière cependant fut recouverte, et il entendit bientôt le grincement des clous qui s'enfonçaient lentement dans le bois. Il me serait impossible, écrivit-il dans la relation qu'il publia de son aventure, de trouver des termes pour exprimer ce que mon âme contenait alors de terreur et de désespoir. Chaque coup de marteau vibrait douloureusement dans ma tête comme un glas funèbre m'annonçant le destin qui m'était réservé. Encore, si j'avais pu crier, si, même sans espoir d'être entendu, j'avais pu pousser quelques gémissements! Mais non; tandis que ma poitrine et mes épaules étaient écrasées dans un étroit espace, tandis que je sentais ma tête et mes membres meurtris et déchirés par le dur contact et par les aspérités de la bière, il me fallait rester immobile et sans voix. Je n'aurais jamais cru que, sans se briser, un cœur pût être labouré par d'aussi épouvantables angoisses. Bientôt, on me souleva, on me déposa sur le char funèbre, qui se mit en marche, et on arriva au cimetière. En ce moment, je voulus tenter un dernier effort, mais ce fut toujours en vain. Je me sentis balancer au-dessus de la tombe qui allait m'engloutir, et tandis qu'on me descendait lentement, je distinguais le bruit que faisait le cercueil en froissant les quatre murailles de terre.

« Quand je fus parvenu au fond de la fosse, j'entendis la voix grave et solennelle d'un ami : il m'adressait un tendre adieu, qui parvint jusqu'à moi, comme un dernier écho des bruits de la terre, et bientôt un fracas épouvantable, qui s'éteignit peu à peu, comme les roulements lointains du tonnerre, m'annonça que ma tombe venait d'être comblée. Tout était donc fini ! J'étais pour jamais séparé des vivants. Comment ne suis-je pas mort en cet instant terrible ! »

Des médecins qui voulaient faire quelques expériences sur son cadavre le déterrèrent et le firent transporter dans un amphithéâtre de dissection. « On m'étendit sur une table de marbre, le professeur s'approcha de moi le couteau à la main et me pratiqua une légère incision sur les téguments de la poitrine. Au

même instant, une révolution épouvantable
s'opéra dans tout mon corps, je poussai un cri
terrible, en même temps que les assistants
laissaient échapper des exclamations d'horreur. Les liens de la mort étaient brisés ; j'étais
enfin rendu à la vie [1]. »

Individu enterré vivant et retiré trop tard de son cercueil.

Un officier en retraite, qui habitait Pont-à-
Mousson, tomba dans une profonde léthargie.
Par suite de diverses circonstances, on ne l'enterra qu'au bout de trente-six heures. Après
que les prières d'usage eurent été prononcées,
on le transporta au cimetière, où l'inhumation
devait avoir lieu ; mais à peine ceux qui as-
sistaient à cette triste cérémonie étaient-ils
retirés, à peine la moitié de la fosse était-elle
comblée, que des bruits sourds, provenant du
cercueil, se firent entendre et vinrent frapper

1. Lenormand, *des Inhumations précipitées*, 1844.

l'attention des fossoyeurs : l'un d'eux, n'osant rien faire par lui-même, courut appeler un commissaire de police et un médecin, pour les rendre témoins du fait qui avait lieu. Enfin, trois quarts d'heure s'écoulèrent avant qu'on pût ouvrir le cercueil. On trouva le malheureux officier une main derrière la tête, la bouche ensanglantée; le médecin voulut opérer la saignée et fit jaillir quelques gouttes de sang; il le brûla ensuite au doigt; mais plus de signes d'une vie qui s'était éteinte de la manière la plus horrible [1].

Individu enseveli vivant et mort de faim dans un caveau.

Le prince de L... possédait près de Florence un château où il allait passer l'été. Lorsqu'un membre de sa famille était mort, son corps, revêtu de riches habits, était déposé dans une bière ouverte, et bientôt descendu dans un ca-

---

1. Richard, *de la Léthargie,* etc.

veau, il était placé sur les dalles, près d'une
longue suite d'aïeux, sans que l'on prît d'autres soins que celui de recouvrir le cercueil
d'un drap noir.

Le prince de L... étant mort des suites d'une
maladie de langueur fut porté avec les céré-
monies usitées dans le caveau, dont la lourde
porte se referma vraisemblablement pour longtemps, car il n'avait qu'un fils qui sortait à
peine de l'adolescence. Celui-ci avait pour son
père une tendresse extrême; de sorte que, environ un mois après cet événement, il prit la
résolution de voyager, pour échapper à la
douleur que lui causait la perte cruelle qu'il
venait de faire. Mais avant de partir, avant de
s'éloigner pour longtemps du château de sa
famille, il voulut contempler encore une fois
les traits d'un père si tendrement chéri ; il voulut aller répandre quelques larmes sur cette
tombe où s'était brisée sa dernière affection.
Seul, il marche donc vers la chapelle funé-
raire, et après avoir enlevé les barres de fer
qui en assujettissaient la porte, il veut l'ouvrir,

lorsqu'il sent qu'un obstacle puissant s'oppose à ses efforts. En proie à une inexprimable anxiété, il s'écrie. De toutes parts on accourt à son aide : l'obstacle est surmonté, la porte s'ouvre, et..... spectacle plein d'horreur! cet obstacle, c'était le cadavre du prince de L..... qui, les traits convulsés, était venu mourir de faim contre cette porte qui ne devait plus s'ouvrir pour lui, et dont les ais portaient encore les traces qu'y avaient imprimées ses mains déchirées et torturées dans les angoisses du désespoir. L'infortuné n'avait été tiré du sein de la mort que pour en trouver une mille fois plus cruelle [1].

Individu placé dans la salle des morts d'un hôpital et revenant à la vie au moment où on allait pratiquer des expériences sur lui.

La salle des morts de l'hôpital de Liége est une immense pièce gothique à laquelle on arrive par une dizaine de degrés. Une grille donnant sur la rivière de l'Ourthe la termine

1. Lenormand, *loco citato.*

d'un côté et donne passage à une humidité
qui, après s'être imprégnée aux murailles,
coule en ruisseaux luisants le long des pierres
de taille. Les oiseaux de nuit, nichés dans les
arceaux des corniches, semblent être les gardiens de ce lieu sépulcral, dont ils troublent
par fois le silence mortuaire par leur vol pe-
sant ou leurs cris aigus.

Deux internes qui voulaient faire quelques
recherches anatomiques descendirent la nuit
dans cette salle, munis d'une lanterne. Pendant qu'ils examinaient les cadavres pour faire
leur choix, il leur sembla entendre quelqu'un
respirer derrière eux; tous deux se retournè-
rent vivement, sans voir personne, et, persua-
dés que leur imagination les avait trompés,
ils se mirent à remuer de nouveau les cadavres.
Une respiration étouffée, mais plus forte que
la première fois, se fit de nouveau entendre;
alors la peur saisit tout à fait celui des internes qui tenait la lanterne, il se mit à crier en
se sauvant vers la porte que, dans sa précipitation, il ne put réussir à ouvrir. Épouvanté, il

tomba à terre plus mort que vif. Son cama-
rade, plus résolu, cherchait pendant ce temps
à découvrir la cause du bruit. Ayant reconnu qu'elle provenait d'un cadavre qui
était revenu à la vie, il le prend dans ses bras
pour le transporter dans une des salles de
l'hôpital. Arrivé près de la porte, ses pieds
s'embarrassent dans les jambes de l'interne,
que la peur tenait cloué à terre. Effrayé, il
laisse tomber le cadavre dont il était chargé.
L'interne couché par terre sentant ce cadavre
tomber sur lui, réunit ce qui lui restait de
force et le rejette dans les jambes de son confrère qui s'évanouit aussitôt.

Heureusement, le bruit produit par cette
scène avait été entendu des infirmiers, qui accoururent avec de la lumière. Les internes
rassurés par sa présence reprirent leurs sens.
Le cadavre, qui était celui d'un homme qu'on
avait cru mort, reçut les soins nécessaires et
revint à la vie[1].

1. Josat, *des Signes de la mort.*

Individu enterré vivant et succombant dans d'affreuses tortures.

En 1842, un habitant de la commune d'Eymes, arrondissement de Bergerac (Dordogne), ayant pris une quantité trop considérable d'extrait d'opium, tomba dans un état de mort apparente. On l'enterra après avoir tenté, sans succès, de le ramener à la vie. Des personnes qui connaissaient la cause de sa mort réclamèrent son exhumation, et le cercueil fut ouvert. « L'infortuné s'était retourné dans sa bière. Le sang, qui avait coulé des deux veines ouvertes, avait baigné son linceul. Ses traits étaient convulsés, et ses membres crispés attestaient l'horreur du supplice qu'il avait enduré avant de mourir[1]. »

État de mort apparente avec conservation de la connaissance se prolongeant pendant quarante heures.

Mme X., d'un tempérament éminemment

1. Lenormand.

nerveux, éprouva à l'âge de dix-huit ans et dans le courant de la même année, deux accès hystériques qui la laissèrent dans un état de mort apparente, pendant lequel sa sépulture fut deux fois décidée. La première fois, l'état de mort apparente dura vingt-quatre heures, pendant lesquelles on employa en vain tous les stimulants connus. La seconde fois, à sept mois de distance, sans cause appréciable, Mme X. présenta, pendant quarante heures, tous· les signes de la mort réelle, jusqu'à la roideur cadavérique. Plusieurs médecins de Lyon, dont quelques-uns vivent encore, furent appelés pour donner leurs soins et opinèrent pour la mort réelle. Les supplications d'une des sœurs de la prétendue défunte firent retarder les derniers apprêts funéraires. Pendant ce temps, la morte ressuscitait. Cette dame a affirmé avoir eu conscience de tout ce qui se disait autour d'elle, sans pouvoir en produire la manifestation, sans même le désirer, tant elle semblait se complaire en cet état[1].

1. Josat, *loco citato.*

Gentilhomme trois fois mort, trois fois enterré
et trois fois ressuscité.

Sous le règne de Charles IX, un gentilhomme
nommé François de Civille fut blessé au siége
de Rouen et inhumé dans un fossé de la ville.
Son domestique le déterra six heures après et
le ramena chez lui où il resta cinq jours sans
connaissance. L'ennemi s'étant emparé de la
ville, son corps fut jeté par les fenêtres sur un
fumier où il demeura trois jours. Malgré ces
rudes épreuves, les soins qui lui furent pro-
digués par un de ses parents le ramenèrent à
la vie. Ce François de Civille avait été retiré
vivant du sein de sa mère considérée comme
morte ; aussi se qualifiait-il dans ses actes de
trois fois mort, trois fois enterré, trois fois
ressuscité.

Ce fait est rapporté par plusieurs auteurs.
En remontant aux sources, nous avons trouvé
qu'il était extrait des œuvres du président Misson, qui l'avait copié dans le manuscrit même

de Civille. La relation de Misson étant inté-
ressante, nous allons en reproduire une partie.

« En 1562, au siége de Rouen, Civille fut
blessé dans un assaut d'un coup d'arquebuse
à la joue droite. Ce coup l'ayant fait tomber
du haut du rempart dans le fossé, quelques
personnes qui se rencontrèrent là le mirent
dans une fosse avec un autre corps qu'ils jetèrent sur lui et les couvrirent tous deux d'un
peu de terre. Il fut là depuis onze heures du
matin, et même un peu avant, jusqu'à six
heures du soir.

« Son valet, informé du fatal accident, songea à lui donner une plus honorable sépulture,
et obtint du comte de Montgommery la permission de l'aller déterrer, ayant avec lui un
officier des gardes dudit comte pour lui aider.
Après avoir considéré le premier corps sans
le connaître, son valet tira le second de la
fosse et ne le reconnut point non plus tant il
était défiguré par la boue, le sang, l'enflure
et la pâleur.

« Il remit donc les deux corps dans la fosse

et les recouvrit légèrement de terre. Comme l'officier et lui s'en allaient, le premier remarqua que le corps qui avait été mis sur l'autre était mal couvert, une main paraissait entière. Il retourna donc et la voulut enfouir avec le pied ; mais, en la repoussant, il aperçut, à la faveur du clair de lune, un diamant qui jetait un assez grand éclat. L'ayant pris, et ayant recouvert la main, il montra le diamant au valet, lui disant qu'il n'avait pas perdu sa peine. Le valet reconnut le diamant par sa figure triangulaire, ce qui l'obligea à retourner pour enlever le corps de son maître. Après l'avoir bien essuyé il le reconnut enfin, et son affection l'ayant engagé à le baiser et à l'embrasser, il trouva encore en lui quelque chaleur et quelque apparence de vie. Il le porta donc le plus vite qu'il put aux chirurgiens ; mais ceux-ci l'ayant regardé comme mort, n'eurent aucun égard aux prières qu'il leur fit d'essayer de le ranimer. Lui, cependant, qui n'était pas du même sentiment qu'eux, transporta le corps à.la maison où son maître avait coutume de loger. Ce corps fut là plus de cinq jours et de cinq nuits sans parler ni remuer, ni donner aucune marque de sentiment, mais aussi ardent de fièvre qu'il avait été froid dans sa fosse.

« Quelques parents du pauvre malade l'étant venu voir en cet état, envoyèrent chercher deux médecins et un chirurgien pour le visiter. Ceux-ci l'ayant bien considéré et sondé sa plaie, trouvèrent à propos de le panser, quoiqu'il n'y eût point d'apparence de guérison. Il fut résolu qu'on lui appliquerait un séton, et la chose fut exécutée sur le champ. On lui desserra aussi les dents, et on lui fit avaler par force quelque peu de bouillon bien nourrissant. Le lendemain, comme on leva l'appareil, une grande quantité de pus étant sorti de la plaie, et l'enflure de la tête et du cou étant fort diminuée, le patient commença à faire paraître quelque sentiment ; il prononça même quelques paroles et se plaignit de douleur au bras, mais il ne reconnut d'abord personne. Il était dans un grand étonnement, comme un

2.

homme réveillé en sursaut dans le temps de
son plus profond sommeil. La connaissance
lui étant ainsi peu à peu revenue, quoiqu'il
eut toujours beaucoup de fièvre, on commençait à bien espérer, lorsque la ville étant prise
d'assaut (26 octobre), la frayeur lui fit redou-
bler la fièvre avec une violence extraordinaire.
Quatre soldats qui pillèrent d'abord la maison
où il était le traitèrent humainement et même
charitablement; mais quelques jours après,
ces soldats ayant eu ordre de loger ailleurs, et
ce logis ayant été marqué pour un officier de
l'armée royale, les valets de cet officier enle-
vèrent Civille de son lit et le jetèrent sur une
méchante paillasse, dans une chambre de
derrière. Pour comble de disgrâce, quelques
ennemis du jeune frère de Civille l'étant venu
chercher pour le tuer, dans cette maison où
on leur avait dit qu'il était, et ne l'ayant pas
trouvé, déchargèrent leur furie sur l'innocent,
et le jetèrent par la fenêtre. Mais cette fenêtre
n'étant pas fort haute, et un tas de fumier
s'étant rencontré justement au-dessous, à la

porte d'une écurie, il y fut reçu assez molle-
ment. Il demeura là plus de trois jours, nu,
en chemise, avec un simple bonnet de nuit
sur la tête, exposé aux injures de l'air, sans
être secouru de personne.

« Enfin, un de ses parents qui savait que
le capitaine Civille avait l'habitude de loger
dans cette maison, mais qui n'avait rien ap-
pris de ce qui était arrivé, vint demander de
ses nouvelles. Une vieille femme, qui était
demeurée là seule, lui ayant répondu qu'il
était dans une cour de derrière, mort sur un
fumier depuis trois jours, il voulut l'aller
voir, et fut fort surpris de le trouver vivant.
Civille était si faible qu'il ne pouvait parler.
Il fit entendre par quelques signes qu'il avait
soif, et on lui apporta de la bière qu'il but fort
avidement ; mais, ayant voulu essayer d'avaler
une bouchée de pain, il fallut lui retirer le mor-
ceau de la gorge, tant le canal était rétréci.
Cependant l'abstinence et le froid avaient ap-
paremment produit un heureux effet, car le
malade était presque sans fièvre, et, quelques

heures après, on jugea qu'il pouvait être
transporté par eau au château de Croisset, sur
la Seine, une lieue au-dessous de Rouen. Civille fut mal reçu par le concierge du château
de Croisset, qui le fit longtemps attendre sur
le pont où il fut saisi d'un grand froid, et où il
fût mort sans doute si un valet de M. de Croisset ne fût heureusement arrivé et n'eût donné
les ordres nécessaires.

« Nonobstant ces ordres, le malade souffrit
beaucoup pendant le premier mois; on ne se
servait pour tout onguent que de mie de pain
imbue de jaune d'œufs. Après qu'il eut repris
une partie de ses forces, on le mit entre les
mains de deux gentilhommes, frères, demeurant dans le pays de Caux, qui étaient en ré-
putation d'avoir divers excellents remèdes.
Ceux-ci employèrent si heureusement toute
l'adresse de leur art, qu'en six semaines de
temps, au mois d'août 1563, Civille fut rétabli
dans un état qu'on pouvait appeler de la santé.
Il ne parut alors lui rester d'incommodité que
celle d'être un peu sourd et de ne pouvoir se

servir du petit doigt de la main droite, dont
le tendon avait été coupé par la même balle
de mousquet qui avait fait la grande blessure ;
de sorte qu'il fut capable de rentrer dans le
service, et qu'il essuya depuis bien de nouveaux coups et bien des fatigues. Il écrivit lui-
même son histoire, l'an 1606, âgé de plus de
soixante-dix ans, quarante-quatre ans après sa
blessure, et c'est de cette histoire que l'on a
tiré le présent extrait. »

Etat de mort apparente. — Sensations éprouvées par
un médecin. — Influence des exhortations religieuses sur les agonisants.

« Le docteur P... étant dangereusement
malade, fut considéré comme mort et traité
en conséquence. Il fut déshabillé, lavé et couché sur des planches. Il voyait, entendait et
sentait tout ; mais il lui était impossible de
faire le moindre mouvement. Son corps était
un cadavre, mais son esprit vivait. Il entendit
les plaintes de ses amis et de ses proches, eut
conscience de son état, vit les préparatifs de
son enterrement et comment le menuisier

prenait la mesure de son cercueil. Dans la
nuit qui précéda le jour de son convoi, lorsque, solitairement couché sur le lit de mort
il concentrait toute son attention sur son état,
et que son esprit agissait de toutes ses forces
sur chaque point de son corps, la locomobilité
lui revint. Mais ses mains étaient tellement
liées qu'il ne pouvait en faire usage. Après
s'être démené autant qu'il était en son pouvoir, il parvint enfin à renverser une lampe
placée près de lui. Ce bruit excita l'attention
de ceux qui habitaient l'étage inférieur. Ils
accoururent : effrayés, ils s'enfuirent, revin-
rent, et touchés de ses plaintes, ils le reçurent
au nombre des vivants.

« Il rapportait que, pendant sa mort apparente, trois choses lui avaient été particulièrement pénibles. Dès sa dernière heure sup-
posée, le prêtre l'exhorta avec tant d'ardeur
que chacune de ses paroles lui paraissait être
un coup de poignard. Cette consolation spiri-
tuelle augmente, en général, l'angoisse de
la mort, et est pour l'agonisant (ainsi que

l'ont dit plusieurs autres individus qui sont
revenus à la santé), un tourment inexprimable [1].

[1]. On ne saurait croire à quel point les derniers instants de la vie sont rendus pénibles par ces prétendues
consolations religieuses. Au moment où l'intelligence
est affaiblie, on sème des idées funèbres et l'épouvante
dans l'esprit d'un malheureux auquel on devrait, par
humanité, cacher son état; les litanies, les cierges,
l'eau bénite, tout cet appareil sinistre, lui disent qu'il
est condamné, et lui enlèvent toutes les chances qu'il
peut avoir de revenir à la vie, ce qui se comprend
facilement quand on connaît l'influence du moral sur
le physique. On peut affirmer qu'on fait périr ainsi
un grand nombre de personnes. Il ne faut pas croire
qu'il soit toujours facile au médecin de dire avec
certitude le nombre d'heures ou de jours qui restent
à un malade. Des individus auxquels les plus grands
médecins ne donnaient que quelques heures d'existence, sont revenus à la santé. En effrayant un
malade à ses derniers moments, on commet donc un
acte coupable et que rien ne saurait excuser. J'ai vu,
il y a quelques années, dans une ville de province, un
homme d'une cinquantaine d'années, atteint d'un
embarras gastrique compliqué d'un peu de fièvre.
Obligé de se mettre au lit, il croyait avec raison son
indisposition légère; un pieux imbécile l'engagea gra-
vement à ne pas hésiter à faire venir un prêtre, ce
qu'il n'osa pas refuser. Lorsqu'il vit les enfants de
chœur, les cierges, etc., il fut épouvanté, perdit com-

« La deuxième sensation que le docteur P...
avait vivement ressentie pendant sa mort apparente, consistait en ce qu'on voulait lui
fermer forcément la bouche qu'il tenait ouverte. C'était surtout un de ses camarades d'é-
cole qui s'efforçait de lui rendre ce service en
fixant, avec l'une de ses mains, le sommet de
la tête, et en relevant violemment de l'autre
le menton. Le docteur croyait que cet acte d'a-
mitié lui ferait sauter la mâchoire hors des join-
tures, et il en souffrait d'une matière atroce.

« La troisième sensation était celle produite
par l'aspersion de l'eau bénite, froide comme
de la glace, dont chaque goutte qui touchait sa
figure le pénétrait jusqu'au fond de son âme[1]. »

plétement connaissance, et, quelques heures après il
était mort. Les préjugés sont à ce point énergiques
dans les petites villes, que le médecin du malade n'osa
pas s'opposer à l'intempestive intervention du clergé.
Ce fut inutilement que j'essayai de m'interposer. —
Je fus obligé de me retirer après avoir prédit qu'on
tuerait le malade, ce qui arriva effectivement.

1. Cité par Kaufmann. (Mort apparente.)

Inhumation prématurée. — Un canard belge.

Le 18 juillet 1866, on lisait dans le *Précur-
seur d'Anvers* le fait suivant :

« Dernièrement un convoi funèbre passait
« par la porte de Fer, à Anvers, se dirigeant
« vers le cimetière de Kiel, lorsqu'on entendit
« du bruit dans la bière qu'on s'empressa
« d'ouvrir. Aussitôt l'homme que l'on croyait
« à l'état de cadavre se mit sur son séant,
« parfaitement en vie. On l'enveloppa d'une
« couverture, et il fut reconduit chez lui dans
« la voiture occupée par la famille. »

Ce fait a été reproduit aussitôt par tous les
journaux français, y compris le *Moniteur*.
Rien ne pouvant faire supposer qu'il était in-
venté, nous aurions pu nous borner à le citer
dans notre ouvrage tel que nous l'avions lu,
mais comme nous n'acceptons les relations
de ce genre qu'après les avoir sérieusement
contrôlées, nous avons écrit à M. le bourgmestre d'Anvers, en le priant de vouloir bien

3

nous donner quelques renseignements à ce sujet. Voici la réponse que nous avons reçue de ce fonctionnaire :

Le bourgmestre d'Anvers, à Monsieur Gustave Le Bon.

Anvers, le 6 août 1866.

« Monsieur,

« En réponse à votre lettre du 2 de ce mois, j'ai l'honneur de porter à votre connaissance qu'il n'y a absolument rien de vrai dans le fait rapporté par un journal de cette ville le 18 juillet dernier, et au sujet duquel vous me demandez diverses explications. Cette prétendue résurrection est due à l'imagination inventive d'un chercheur de nouvelles que la police n'a pu découvrir. Il est regrettable que de fausses assertions de l'espèce soient destinées à faire le tour du monde, etc.

« Le conseiller ff. de bourgmestre,

« P. VANHOMENN. »

Le fait dont il s'agit étant inexact, nous aurions pu le passer sous silence, mais comme tous les journaux en ont parlé, nous avons cru nécessaire de le mentionner.

CHAPITRE III

OBSERVATIONS DE MORT APPARENTE ET D'INDIVIDUS ENTERRÉS VIVANTS.

IIᵉ Série : Faits dont l'authenticité est démontrée.

Mort apparente considérée comme réelle, par plusieurs médecins, après un examen approfondi. — Enfant mort-né en apparence enterré par sa mère et rappelé à la vie — Individu enterré vivant, pendant une épidémie de choléra, et revenu à la vie au moment où on jetait de la terre sur son cercueil. — Femme revenue à la vie pendant les préparatifs de son ensevelissement. — Exemples d'inhumations prématurées, rapportés au Sénat par Mgr Donnet et M. Tourangin. — Fréquence des inhumations prématurées en France.

Mort apparente considérée comme réelle par plusieurs médecins.

« Mᵐᵉ P... venait de perdre une enfant chérie, âgée de sept ans. La douleur qu'elle en éprouva fit craindre pendant quelque temps pour sa raison. Le caractère dominant des dérangements momentanés de son intelligence

était une pensée insurmontable de suicide.
Pour combattre la surexcitation nerveuse et
l'insomnie opiniâtre qui entretenait l'état du
cerveau, il lui fut prescrit de prendre quelques
cuillerées à bouche d'une potion calmante,
dans laquelle nous pûmes faire entrer, sans
inconvénient, après quelque temps de son
usage gradué, jusqu'à 0,1 décigramme de
chlorhydrate de morphine. La même ordon-
nance était présentée à notre insu au phar-
macien, qui avait le grand tort de la remplir
sans faire aucune difficulté. Mme P... put ainsi
réunir jusqu'à six potions; elle les but en
moins de dix minutes. Les ravages du poison
furent aussi prompts que terribles. Trois confrères furent appelés en même temps pour les
combattre. Les 60 centigrammes de morphine
avaient été pris à cinq heures du matin ; c'est
à midi environ que les symptômes de narco-
tisme étaient arrivés à leur paroxysme. Tout
ce que la science possède de ressources en
pareil cas fut inutilement employé. Nous arri-
vâmes sur ces entrefaites. Nonobstant l'assu-

rance qui nous fut donnée par le Dr G., que tout était fini, nous voulûmes juger par nous-même de l'exactitude des détails qu'on nous donnait. Hélas! il ne nous parurent que trop vrais, et notre conviction était telle, qu'en sortant de la maison, nous affirmâmes *qu'il n'y avait aucun espoir* et que la mort n'était pas douteuse.

« Inutile d'ajouter que tous les moyens de s'assurer de ce triste résultat avaient été mis en pratique. Nous affirmons, pour ce qui nous regarde, avoir eu recours à une *auscultation minutieuse de la région du cœur, sans que ce moyen nous ait révélé aucun symptôme de vie.* Quant aux moyens employés pour ramener Mme P..., à la vie, on pourra s'en faire une idée quand on saura que les sinapismes, entre autres, donnèrent lieu à des brûlures telles que, dans beaucoup d'endroits, il y eut une véritable désorganisation des parties... Mme P... revint cependant à la vie, et depuis elle est devenue mère d'un enfant. »

Cette observation est extrêmement intéres-

sante, son auteur est le docteur Josat, dont
le mémoire sur les signes de la mort a été
couronné par l'Institut. Il était médecin de
la malade, et, avec ses confrères, la consi-
dérait comme morte, après s'être assuré de
l'absence prolongée des battements du cœur
à l'auscultation. Voilà un exemple bien caractérisé d'une erreur commise par plusieurs
médecins instruits. Une confiance absolue
dans la valeur du signe de la mort, donné
comme certain par M. Bouchut, pourrait
donc avoir les plus funestes conséquences.

Enfant mort-né en apparence, enterré par sa mère, et rappelé à la vie.

Le remarquable fait suivant a été établi
dans une instruction criminelle dont une
femme a été l'objet, pour dissimulation de
grossesse et d'accouchement, et pour tentative
d'infanticide. Il est très-curieux à beaucoup
d'égards.

« Une domestique de village, non mariée,
devint enceinte ; elle avait constamment caché

sa grossesse, donnant des réponses évasives aux personnes de son entourage qui la questionnaient; néanmoins, elle avait eu pleine connaissance de son état. Elle couchait dans une chambre avec deux autres filles de service. Un jour, les douleurs survinrent, de sorte que cette femme fut obligée d'interrompre son travail : interrogée, elle répondit qu'elle éprouvait dans le ventre de violentes douleurs qui dépendaient d'un refroidissement; et dans le cours de l'instruction elle a opiniâtrément soutenu qu'elle l'avait réellement cru, et qu'elle ne s'était pas imaginé toucher au moment de sa délivrance. Dans la nuit, les douleurs augmentèrent, et, vers le matin, elle se sentit pressée de satisfaire à un besoin naturel; en conséquence, elle se leva et s'assit sur un cuvier de bois placé dans la chambre et servant à cet usage; dans ce moment l'enfant traversa les parties sexuelles et tomba dans le cuvier. Ce fut alors qu'elle reconnut que les douleurs qu'elle éprouvait étaient celles de l'accouchement. Elle n'examina pas

3.

l'enfant attentivement, mais elle a fort bien remarqué qu'il n'a fait ni un mouvement ni poussé un cri. Le cordon se déchira probablement au moment de la naissance; elle ne le lia pas. L'enfant n'ayant pas remué, et le délivre ayant tardé à sortir, elle crut avoir fait une fausse couche; elle porta hors de la maison le cuvier et l'enfant tel qu'il y était tombé, jusque dans une sablonnière éloignée d'environ trente pas. Là, elle versa le contenu du cuvier dans un trou qui existait déjà, elle le recouvrit de sable et de gazon, et pressa même fortement avec la main pour que les chiens n'y arrivassent pas. De cette façon, elle enterra son enfant à un pied de profondeur environ; puis elle retourna à la maison, réveilla pour la première fois les garçons à la porte de l'écurie, et rentra dans sa chambre, où elle trouva les deux autres filles de service encore endormies; elle les réveilla également.

« A cause de la faiblesse qu'elle éprouvait, elle se mit sur un siége, tandis que les autres

filles se levaient. Une d'elles, qui avait déjà
été réveillée pendant la nuit par les gémissements de la femme en travail, remarqua des
traces de sang sur le plancher, conçut des
soupçons, et lui demanda si elle était déjà accouchée et si elle avait tué son enfant. A quoi
elle répondit : « Suis-je une vieille.....? »
Néanmoins, les deux filles eurent des soupçons, elles suivirent les traces de sang et arri-
vèrent à la sablonnière, éloignée de trente pas
de la maison, où elles remarquèrent la place
récemment recouverte.

« Une des deux filles alla chercher une
bêche, creusa en cet endroit, et l'enfant,
enterré, d'après les dires des témoins, à environ un pied de profondeur, fut décou-
vert. Encore couché dans la fosse, étant devenu accessible à l'air par l'écartement du gazon et du sable, il commença à crier, et fut
retiré du trou par une des filles et porté à sa
mère, qui le nettoya, le lava et le mit sur le
lit. Durant cet intervalle, le délivre était sorti
dans la chambre même. Environ une heure

après, la nouvelle accouchée, avec l'enfant, se rendit auprès de sa mère, dans un autre village. Elle fut bientôt arrêtée et remise entre les mains de la justice. Elle fit des aveux.....

« D'après toutes les circonstances, d'après l'aveu de l'accusée et les dires des témoins, l'enfant doit avoir passé *au moins un quart d'heure dans la terre;* et comme l'accusée a pressé avec la main le sable et le gazon qu'elle avait entassé dessus, *l'air ne peut avoir pénétré jusqu'à l'enfant....* On doit croire que l'enfant, au moment de la naissance, était dans un état de mort apparente [1]; qu'il a continué à vivre

---

1. J'ai vu, dit Mueller (*Physiologie,* t. I, p. 29), des fœtus de lapin, qui avaient été tirés de la matrice, vivre un quart d'heure sous le récipient de la machine pneumatique. Legallois dit que, quand on cherche à tuer des animaux, un, cinq, dix, et ainsi de suite jusqu'à trente jours après la naissance, en les plongeant sous l'eau, leur enlevant le cœur ou leur ouvrant la poitrine, la durée de la sensibilité se raccourcit tous les cinq jours, de sorte qu'elle est, par exemple, d'un quart d'heure après la naissance, et de deux minutes et demie seulement le trentième jour. Il a fait la même remarque sur la durée de la circulation après la section de la moelle épinière ou l'amputation de la tête.

sous terre comme il avait vécu dans le sein maternel, et qu'il n'a commencé à prendre une vie indépendante qu'au moment où il a été déterré et exposé à l'air pour la seconde fois.

« Au point de vue médical, ce cas offre un grand intérêt physiologique général, principalement pour la doctrine de la mort apparente [1]. »

Individu enterré vivant pendant une épidémie de choléra et revenu à la vie au moment où on jetait de la terre sur son cercueil.

Le fait que nous allons rapporter est aussi authentique que le précédent. Nous avons habité le pays où il s'est passé, et l'individu qui en fut le héros y était très-connu.

En 1832, à l'époque du choléra, le sieur X... habitait aux environs de Bar-le-Duc; atteint par l'épidémie, il fut considéré comme mort,

1. Extrait du journal de Médecine l'Expérience, de M. Littré; t. I, p. 638.

et enterré. Au moment où la terre était jetée
sur son cercueil, on l'entendit frapper plusieurs coups. Secouru promptement, il revint à la vie. Quinze jours après il était complétement remis de ce terrible accident.

Femme revenue à la vie pendant les préparatifs de son ensevelissement.

« Le docteur Veyrat est appelé, pendant
une épidémie de choléra, près d'une malade,
Thérèse X..., qui vient de perdre de l'épidémie dont elle est elle-même frappée tous les
membres de sa famille. Thérèse est dans un
véritable état d'asphyxie. M. Veyrat ouvre la
veine, point de sang. Il applique des sangsues : celles-ci piquent et tombent inanimées ;
il couvre le corps des plus irritants topiques,
et va prendre du repos, en recommandant aux
assistants de le faire avertir si , contre son at-
tente, la malade vient à donner quelques signes
de vie. La nuit et le jour se passent sans aver-
tissement. On s'occupe des préparatifs de
l'inhumation; alors on s'aperçoit que le sang

coule des piqûres des sangsues. M. Veyrat est averti; il entre chez la malade à l'instant où la bière y est apportée, et où l'ensevelisseuse va procéder à ses funèbres fonctions. Tout à coup on entend une sorte de bruissement dans la poitrine de Thérèse; elle ouvre les yeux, et d'une voix qui glace les assistants : Que venez-vous faire ici? dit-elle à l'ensevelisseuse qu'elle reconnaît; je ne suis pas morte, allez-vous-en. M. Veyrat s'empresse de donner des soins convenables à la malade, qui se rétablit et ne conserve de l'état de mort apparente dans lequel elle s'est trouvée, qu'une surdité qui dura environ deux mois. »

Ce fait a été publié, en 1854, par le docteur Londe, de l'Académie de médecine, dans un travail sur la mort apparente [1].

---

1. *Lettre sur la mort apparente.*

Exemples d'inhumations prématurées racontées
au Sénat par Mgr Donnet.

Dans la discussion qui a eu lieu au Sénat,
le 28 février 1866, à propos de plusieurs pétitions concernant les inhumations prématurées, Mgr le cardinal Donnet s'est exprimé de
la façon suivante :

« J'ai acquis la conviction, par des faits
incontestables, que les victimes des inhumations précipitées sont plus nombreuses qu'on
ne le pense communément. Or, y a-t-il rien
de plus horrible que de mourir en imputant
sa mort au peu de vigilance et à l'impré-
voyante précipitation de ceux qu'on appelait,
quelques heures avant, des plus doux noms
qu'on puisse donner ici-bas ?

« Je sais que la loi a prescrit en cette matière
des précautions, a posé des règles pleines de
sagesse; mais ces règles sont-elles observées?
Si vous saviez, Messieurs, le peu d'importance
qu'on y attache quelquefois, surtout dans les

campagnes, vous seriez effrayés. *J'ai empê-
ché, pour ma part, deux inhumations d'êtres
vivants,* dans le village que j'ai desservi au
début de ma carrière pastorale. La première
était un vieillard, qui vécut douze heures de
plus que ne l'avait permis le billet délivré
par l'officier civil ; le second revint tout à fait
à la vie : on avait pris, comme en tant d'autres circonstances, un état léthargique prolongé pour la mort elle-même. Plus tard,
c'était à Bordeaux, une fille unique portant un
des noms des plus connus de la contrée, ache-
vait ce qu'on croyait être son agonie ; on
avait éloigné le père et la mère de ce spectacle déchirant. Dieu voulut que, passant devant cette demeure désolée, j'eusse la pensée
d'y entrer et de prendre des nouvelles de la
jeune personne. Au moment où j'arrivais,
une garde, n'entendant plus respirer la malade, s'apprêtait à couvrir son visage. Il y
avait bien là les apparences de la mort. Toutefois la chose ne me parut pas aussi certaine
qu'aux personnes qui nous entouraient. Éle-

vant donc la voix, je dis à la malade d'espérer, que je venais la guérir, et que j'allais
prier quelques instants auprès d'elle. Vous ne
me voyez pas, continuai-je, mais vous m'en-
tendez. Mes pressentiments ne m'avaient pas
trompé; les paroles d'espérance que je venais
de faire arriver à son oreille, opérèrent une
révolution heureuse, ou plutôt réveillèrent la
vie prête à disparaître. L'enfant, devenue
épouse et mère, fait aujourd'hui le bonheur
de deux respectables familles.

« Un de nos illustres collègues me disait, en
montant l'escalier du Luxembourg, que dans
une ville de la Hongrie où il se trouvait en
1831, au moment où éclatait le choléra, il vit
emporter, pour être inhumé dans peu d'instants, un des plus grands personnages de la
Transylvanie. La femme du prétendu défunt
obtint, après de vives instances, l'autorisation
de veiller pieusement une partie de la nuit
près de son époux. Quelques heures s'écou-
lent; un bruit se fait entendre. Celui qu'on
croyait mort venait d'ouvrir les yeux, il re-

muait les bras, s'agitait sur sa couche. Là encore il ne s'agissait que d'un état léthargique
trop facilement confondu avec la dernière
heure. J'ajoute que, dans ma conviction, celles
des maisons qui sont ouvertes aux étrangers
à toutes les heures du jour et de la nuit, sont
plus souvent qu'on ne le pense le théâtre de
ces erreurs déplorables qui font sacrifier, sans
qu'on s'en rende compte, la vie de quelques
voyageurs au désir de se débarrasser le plus
tôt possible d'une présence incommode et effrayante. »

Mort apparente avec conservation de la connais-sance.

Dans la même séance, le cardinal Donnet a
raconté le fait suivant, qui présente l'exemple, parfaitement authentique, d'un individu
ayant conservé toute sa connaissance pendant
l'état de mort apparente.

« En 1826, par une des journées les plus
chaudes et dans une église entièrement pleine,
un jeune prêtre fut pris en chaire d'un étour-

dissement subit. La parole expira sur ses lèvres. Il s'affaissa sur lui-même, on l'emporta,
et quelques heures après, on tintait son glas
funèbre; il ne voyait pas, mais comme l'enfant dont je parlais tout à l'heure, il entendait, et tout ce qui arrivait à ses oreilles
n'était pas de nature à le rassurer. Le médecin déclara qu'il était mort, et après s'être
enquis de son âge, du lieu de sa naissance,
il fit donner le permis d'inhumation pour
le lendemain. Le vénérable évêque dans la
cathédrale de qui prêchait le jeune prêtre
était venu au pied de son lit réciter un *De
profundis;* déjà avaient été prises les dimensions du cercueil; la nuit approchait, et
chacun comprend les inexprimables angoisses
d'un être vivant dans une pareille situation.
Enfin, au milieu de tant de voix qui résonnent
autour de lui, il en distingue une dont les ac-
cents lui sont connus. C'est la voix d'un ami
d'enfance. Elle produit un effet merveilleux et
provoque un effort surhumain. Le prédicateur
reparaissait le lendemain dans sa chaire. Il

est aujourd'hui, messieurs, au milieu de vous, vous priant, après quarante ans écoulés depuis cet événement, de demander aux dépositaires du pouvoir, non-seulement de veiller à ce que les prescriptions légales qui regardent les inhumations soient strictement observées, mais à en formuler de nouvelles pour prévenir d'irréparables malheurs. »

Femme revenue à la vie au moment où on allait l'ensevelir.

Dans la séance du 5 mai 1866, la question des inhumations prématurées a été de nouveau discutée au Sénat : M. Tourangin a donné lecture de la lettre suivante :

« Appelé par mon confrère, M. le curé de Nieuil , pour lui rendre quelques services dans sa paroisse , j'ai été témoin d'un fait, qui émeut dans ce moment toute la population. Radegonde Dégusseau, âgée de trente-quatre ans , demeurant à Brocou, commune de Nieuil-l'Espoir (Vienne), devait être inhumée aujourd'hui, 20 mars, à huit heures

du matin. Tout était prêt pour cette triste cérémonie : la déclaration du décès était faite à
la mairie depuis vingt-quatre heures, le cercueil préparé, la fosse ouverte. Les amis, les
parents venaient à l'église pour prier pour la
défunte, le curé attendait; la femme qui a
l'habitude d'ensevelir les morts mettait la dernière main à l'œuvre, quand elle crut aperce-
voir un léger mouvement dans le côté du bras
droit; c'était vrai, la morte était vivante. »

Les faits connus de mort apparente sont
nombreux; mais les faits inconnus doivent
l'être bien davantage. Des observations faites
avec soin ont prouvé que c'était généralement
après plus de vingt-quatre heures que les individus plongés dans l'état de mort apparente
revenaient à la vie. Or, les inhumations ayant
lieu, en France, au bout de vingt-quatre heures, il s'ensuit que ce n'est qu'accidentellement
qu'on a pu constater que ces inhumations
étaient prématurées. La conclusion que l'on

peut en tirer au point de vue du nombre
réel des individus enterrés vivants, est fort
triste.

Des faits pareils à ceux que nous avons ra-
contés ne se produiraient jamais si on possédait des moyens certains de constater la mort
sans attendre la décomposition du cadavre.
Pendant longtemps on a cru que cette constatation était facile ; on se fiait alors à des signes
trompeurs qui, plus d'une fois, ont dû avoir
pour résultat de fatales erreurs. Des travaux
récents ont démontré, ainsi que nous allons
le voir, qu'il n'existe qu'un seul signe
certain de la mort, la décomposition cadavérique. La plupart des peuples de l'Europe ont
adopté cette opinion et les conséquences qui
en découlent. En France, il n'en a pas encore
été de même, malgré les recherches de plusieurs médecins et l'approbation dont les
corps savants ont revêtu leurs travaux. Nous
croyons donc nécessaire d'exposer avec pré-
cision l'état actuel de la science sur la valeur
des différents signes de la mort.

CHAPITRE IV

OPINION DES AUTEURS SUR LES SIGNES DE LA MORT.

Dissertation de Winslow sur l'incertitude dés signes de la mort. — Livre de Bruhier. — Réponse de Louis. — L'Académie des sciences met au concours la question de la mort apparente. — Travaux de M. Bouchut. — Le gouvernement envoie le Dr Josat en Allemagne pour étudier cette question. — Conclusion de ses recherches. — Aucune des mesures proposées pour remédier au danger des inhumations prématurées n'a été appliquée.

Ainsi que nous l'avons dit au commencement de cet ouvrage, l'anatomiste Winslow écrivit, en 1740, sur l'incertitude des signes de la mort, une dissertation [1] qui fit un bruit immense en Europe. Elle fut traduite et commentée par un autre médecin,

1. *An mortis incertæ signa minus incerta a chirurgicis quam ab aliis experimentis?* (1740).

4

Bruhier [1], qui rassembla 181 cas de morts apparentes, parmi lesquels 52 inhumations précipitées, 4 résurrections pendant l'autopsie, 53 résurrections spontanées, et 72 provoquées par divers moyens.

Revêtu de l'approbation des corps savants de l'époque, l'ouvrage de Bruhier eut un tel retentissement, que le célèbre chirurgien Louis crut devoir écrire un livre pour rassurer le public, en démontrant que les signes de la mort sont aussi certains que nombreux. Cette opinion d'un maître illustre eut un grand nombre de partisans; elle n'empêcha cependant pas Hufeland de publier, quelques années plus tard, un nouveau livre sur l'incertitude des signes de la mort, livre qui eut pour résultat la création des chambres mortuaires en Allemagne.

Depuis cette époque, les médecins sont res-

1. *Dissertation sur l'incertitude des signes de la mort et l'abus des enterrements et ensevelissements précipités.* La première édition est de 1742, la seconde de 1749. Le nom de Winslow ne figure pas sur cette dernière.

tés divisés sur la question des signes de la
mort; les uns prétendant qu'il existe des
signes certains de la mort, les autres disant
qu'il n'en est rien; les premiers citant une
liste fort longue d'inhumations prématurées,
les seconds n'admettant que les erreurs commises par des personnes étrangères à la médecine.

Manni, professeur à l'Université de Rome,
proposa, en 1837, à l'Académie des sciences
de Paris, une somme de 1,500 francs destinée
à récompenser le meilleur mémoire sur la
mort apparente, et sur les moyens de remédier aux accidents funestes qui en sont
souvent la conséquence. L'offre de Manni fut
acceptée et la question mise au concours.
Le prix fut remporté par M. Bouchut. Les
signes immédiats de la mort, qu'il indiquait
comme *certains*, étaient les suivants :

1° L'absence prolongée des battements du
cœur à l'auscultation ;

2° Le relâchement simultané de tous les
sphincters ;

3° L'affaissement des yeux et la formation d'une toile glaireuse sur la cornée.

Comme conclusion de son mémoire, M. Bouchut proposait la création, dans toutes les communes, de médecins vérificateurs de décès. L'application de cette mesure eût exigé une dépense de plus de six millions.

La commission de l'Académie déclara que des trois signes de la mort donnés comme certains par M. Bouchut, *un seul*, la cessation prolongée des battements du cœur, pouvait être admis.

Un seul signe immédiat de la mort restait donc de tous ceux indiqués par les anciens auteurs. Il est vrai qu'un signe *certain* étant suffisant, il importait peu d'en posséder davantage. Malheureusement, le livre de M. Bouchut était à peine publié, que plusieurs médecins firent connaître (notamment à l'occasion de l'épidémie de choléra de 1849) de nombreux exemples d'individus revenus à la vie après l'absence prolongée des bruits du cœur à l'auscultation. Il fut bientôt re-

connu que le signe donné comme certain par
M. Bouchut était un signe douteux, et la question se trouva remise à l'étude.

En 1846, le docteur Josat entreprit, sous
les auspices du gouvernement, une série de
recherches sur les caractères de la mort et les
moyens d'empêcher les inhumations prématurées. Son travail fut couronné par l'Institut. Après avoir étudié soigneusement les
signes classiques de la mort : rigidité cadavérique, refroidissement du corps, relâchement
de tous les sphincters, absence de contractilité
musculaire sous l'influence de l'électricité; affaissement des yeux, avec coïncidence de la
toile glaireuse sur la cornée, *absence prolongée
des battements du cœur à l'auscultation*, etc.,
l'auteur affirmait qu'ils étaient infidèles.

Reconnaissant qu'un seul signe de mort, la
décomposition cadavérique, pouvait être admis
comme certain, il en concluait que, pour prévenir les inhumations prématurées, il fallait
absolument conserver les cadavres jusqu'à
l'apparition des premiers phénomènes de dé-

4.

composition, et, par suite, établir des chambres mortuaires, ainsi que cela se pratique en Allemagne. Il lui paraissait surtout essentiel de réviser immédiatement la législation sur les décès, attendu qu'en étudiant environ 300 cas de mort apparente, il avait observé que c'est presque toujours après vingt-quatre heures de mort présumée que l'individu revient à la vie ; et la loi actuelle sur les inhumations porte, comme on sait, qu'elles auront lieu vingt-quatre heures après la mort, c'est-à-dire trop tôt pour que, en cas de mort apparente, l'individu ait le temps de se ranimer.

Les conclusions de M. Josat ne furent pas plus adoptées que celles de M. Bouchut. On recula devant les dépenses qu'aurait exigées l'exécution des mesures qu'il proposait. Les préoccupations politiques du moment éloignèrent, du reste, de cette question, l'attention publique, et depuis cette époque, on ne s'en est occupé que d'une façon accidentelle. Au commencement de cette année, elle a été, au Sénat, l'objet de discussions très-longues, à

l'occasion de plusieurs pétitions demandant
de nouveaux règlements pour remédier aux
inconvénients de ceux actuellement en vi-
gueur, et dont l'insuffisance et le danger sont
reconnus depuis longtemps.

Avant d'examiner les moyens propres à empêcher les inhumations prématurées, nous
allons passer successivement en revue les différents signes de la mort.

CHAPITRE V

DES SIGNES IMMÉDIATS DE LA MORT.

Face cadavérique. — Suspension de la respiration. — Perte de la transparence des doigts. — Absence de phlyctènes et d'auréole inflammatoire à la suite des brûlures de la peau. — Dilatation de la pupile. — Curieuses expériences sur la durée de la vie après la décapitation. — Relâchement simultané de tous les sphincters. — Affaissement des yeux avec formation d'une toile glaireuse sur la cornée. — Absence prolongée des battements du cœur à l'auscultation.

Les principaux signes *immédiats* de la mort sont les suivants :

1° La face cadavérique;

2° L'absence de la respiration ;

3° La perte de transparence des doigts;

4° L'absence des phlyctènes et d'auréole inflammatoire à la suite des brûlures de la peau ; .

5° La dilatation de la pupille ;

6° Le relâchement simultané de tous les sphincters;

7° L'affaissement des yeux avec formation d'une toile glaireuse sur la cornée transparente ;

8° L'absence prolongée des battements du cœur à l'auscultation.

1° Face cadavérique.

De tous les signes de la mort, ce signe est assurément le plus incertain, et aucun auteur n'y a attaché d'importance. Rien n'est plus variable, en effet, que l'aspect de la face d'un cadavre. Tout ce qu'il est possible de dire, en thèse générale, c'est que dans les maladies aiguës, le visage qui, pendant la vie, était empourpré, devient au moment de la mort pâle comme la cire. En même temps les lèvres blanchissent, les joues s'affaissent et les narines se rétrécissent.

Dans les fièvres graves et les affections chroniques, la face devient hippocratique :

« Peau du front tendue, sèche et couverte d'une sueur froide, yeux enfoncés dans leurs orbites, nez effilé, tempes creuses, pommettes saillantes, oreilles froides, sèches et retirées ; lèvres décolorées , livides et pendantes. Poils des narines ou des cils parsemés d'une sorte de poussière d'un blanc terne. »

2° Suspension de la respiration.

La suspension de la respiration se constate de plusieurs façons, et notamment en plaçant devant la bouche un miroir. Si le poli de sa surface n'est pas altéré, on en conclut que le sujet auquel il a été présenté ne respire plus. Ce signe, auquel le vulgaire attache une grande confiance, est aussi incertain que le précédent. Une syncope profonde peut suspendre, en effet, pour un temps quelquefois assez long, les mouvements respiratoires, sans que l'individu soit mort pour cela.

3° Perte de transparence des doigts.

On la constate en plaçant la main entre la flamme d'une bougie et l'œil. Ce signe, qui est très-apprécié des gardes malades, n'a aucune espèce de valeur. La transparence des doigts varie avec la constitution de l'individu, la coloration de sa peau, etc. Par un régime convenable, on peut la faire changer considérablement. Les boxeurs anglais mesurent même à cette transparence l'aptitude de leurs tissus à recevoir des coups sans qu'il en résulte d'ecchymoses.

4° Absence de phlyctènes et d'auréole inflammatoire à la suite des brûlurés de la peau.

On a cru pendant longtemps que les brûlures ne déterminent jamais sur la peau des cadavres les ampoules pleines de sérosité qu'elles produisent sur les individus vivants. Il est reconnu maintenant, non-seulement que les brûlures peuvent quelquefois produire des ampoules sur les cadavres, ainsi que l'a ob-

servé Leuret, mais encore que chez les individus plongés dans l'état de mort apparente,
les brûlures n'amènent souvent pas de phlyctènes. Le docteur Josat en cite un exemple fort
curieux qu'il a été à même d'observer. Ce
signe doit donc être rejeté.

5° Dilatation de la pupille.

Ce signe, sur l'importance duquel insiste
beaucoup M. Bouchut, a été indiqué pour la
première fois par Haller. Pendant l'agonie,
la pupille se contracte avec force ; au moment
de la mort, elle se dilate considérablement et
reste dilatée pendant plusieurs heures. Si cette
dilatation se produisait constamment au moment de la mort, elle constituerait un signe
extrêmement précieux. Malheureusement il
n'en est rien. Certaines affections cérébrales
amènent, en effet, la dilatation de la pupille
pendant l'agonie.

En se basant sur ce que la pupille se dilate
en général au moment de la mort, M. Bouchut

a cherché à déterminer le temps pendant lequel la vie se prolonge dans une tête séparée du tronc. Il a fait à ce sujet, sur des animaux, un grand nombre d'expériences à l'abattoir de Paris. Voici ce qu'il a observé :

« Après la décapitation de l'animal, la face reste un instant immobile, puis l'œil roule dans son orbite ; les lèvres semblent ruminer, la pupille se contracte très-fortement et prend une forme elliptique, les muscles respiratoires de la face entrent en exercice, on dirait que l'animal éprouve une dyspnée violente et un impérieux besoin de respirer ; les lèvres, dont la commissure est entraînée en bas par le muscle triangulaire, aspirent l'air avec effort, puis tous les muscles se contractent dans le même but, et ils se crispent d'un commun ensemble pour satisfaire à ce besoin imaginaire. L'œil s'enfonce dans l'orbite, retiré en arrière par une force musculaire irrésistible, et revient presque aussitôt à sa place ; alors, et c'est entre la deuxième et la troisième minute de l'opération, la pupille se dilate, les diamètres s'agrandissent dans tous les sens, et elle prend une forme à peu près circulaire. C'est l'instant de la mort du cerveau. Si l'on examine aussitôt le cœur de l'animal, ses battements persistent encore deux ou trois minutes, et tout disparaît. Le cœur à son tour a cessé de vivre. L'animal est mort.

« Je ne sais, continue M. Bouchut, si, dans l'espace qui s'écoule entre la décapitation et le relâchement de la pupille, le cerveau, encore vivant, conserve l'intégrité de ses fonctions et l'exercice de la pensée ; mais si cela était, il faut convenir que ce court instant serait bien terrible pour l'animal. »

Des résultats analogues ont été obtenus dans d'autres expériences exécutées il y a une trentaine d'années par le conservateur des abattoirs de la ville de Paris, qui voulait s'assurer si la décapitation était moins douloureuse pour les animaux que le procédé d'abattage ordinaire. Ces expériences ne se rattachent qu'indirectement au sujet que nous traitons, mais elles sont trop intéressantes pour que nous ne profitions pas de l'occasion d'en dire quelques mots.

« Un veau fut suspendu à la corde du treuil, un garçon boucher lui trancha la tête avec un couteau; cette opération dura un quart de minute. La tête fut immédiatement posée sur une table et perdit 75 grammes de sang dans l'espace de 6 minutes. Pendant la première minute tous les muscles de la face et du cou étaient agités de convulsions rapides, désordonnées, et pendant les deux minutes suivantes, les convulsions avaient pris un autre caractère: la langue était tirée hors de la bouche, qui s'ouvrait et se fermait alternativement; les naseaux s'entrouvraient comme si l'animal eût eu la respiration difficile; ces espèces de convulsions devenaient plus actives lorsqu'on piquait la langue et les naseaux avec une aiguille; en appliquant la main contre la bouche et les naseaux, on sentait l'air entrer et sortir au mouvement d'inspiration et d'expiration que la tête exécutait.

« En approchant le doigt de l'œil dans la

direction de la pupille à la distance d'un
pouce, l'œil s'est précipitamment fermé et
rouvert l'instant d'après, comme s'il avait
voulu éviter le choc d'un corps ; à plusienrs
reprises le même phénomène s'est opéré,
puis l'œil ne s'est plus fermé que lorsqu'on a
touché les paupières, puis enfin, lorsqu'on a
irrité la membrane conjonctive[1]. »

Ces expériences prouvent qu'un bœuf souffre plus quand on le décapite, que quand on
l'assomme. Il est probable que chez l'homme,
la vie et les sensations persistent également
plusieurs minutes après que la tête a été
tranchée.

6° Relâchement simultané de tous les sphincters.

Au moment de la mort, les muscles qui ser-
vaient à fermer et à resserrer les ouvertures na-

---

1. Le récit de ces expériences se trouve dans la
Maison rustique. Il y a trois ans, *le Pays*, et à la suite
presque tous les grands journaux l'ont reproduit, en
le donnant comme récent.

turelles du corps se relâchent. C'est pour cette raison que les matières fécales et l'urine s'échappent au dehors. Les gens du peuple expriment ce fait en disant que le corps *se vide*. Ce signe de la mort est assurément un bon signe, mais il n'est pas un signe certain, car le relâchement de tous les sphincters se produit dans certaines agonies. Voici, du reste, comment se sont exprimés à ce sujet les membres d'une commission nommée par l'Académie.

« On ne peut affirmer que la paralysie générale des sphincters ne puisse exister chez l'homme alors que la mort n'est pas encore consommée. Le relâchement de tous les sphincters a lieu dans beaucoup d'agonies, lorsque l'auscultation permet encore d'entendre les battements du cœur ; et certaines affections cérébrales peuvent entraîner, en même temps que le relâchement des sphincters, la dilatation de la pupille. D'ailleurs la simultanéité de ces paralysies ne pourrait être observée que par un médecin placé par hasard ou par devoir près d'un agonisant ;

elle ne pourrait être constatée dans une foule de circonstances. Il est certain aussi qu'on peut, en quelques minutes, produire sur un animal la paralysie de la pupille et celle des autres sphincters, en coupant les nerfs optiques, les deux septièmes paires et la moelle épinière dans la région dorsale, et cela sans que la mort s'ensuive immédiatement. »

7° Affaissement des yeux avec formation d'une toile glaireuse sur la cornée.

L'affaissement des yeux avec formation d'une toile glaireuse sur la cornée, était regardé par Louis comme un signe indubitable de la mort. Il est démontré maintenant que ce signe est sans valeur.

«On sait, dit Orfila, que des personnes asphyxiées dont les yeux étaient flasques, enfoncés et couverts d'une toile glaireuse ont été rappelés à la vie. » Les commissaires de l'Académie auxquels fut confié l'examen du travail de M. Bouchut, sont aussi explicites ; « ils affirment avoir observé cette toile glaireuse et l'affaissement du globe oculaire de l'œil, dans le choléra asiatique *plusieurs heures avant la mort*, lorsque les battements du cœur étaient encore perceptibles à l'auscultation, et lorsqu'à la vérité les battements artériels n'étaient plus sensibles au toucher. » De son côté, le docteur Josat a vu des malades vivre plus de huit jours après le ramollissement du globe oculaire et la formation de la toile glaireuse.

8° Absence prolongée des battements du cœur à l'auscultation.

Ce signe est celui auquel certains auteurs ont attaché le plus d'importance. « C'est en vain, dit M. Bouchut, qu'on chercherait dans la science un seul fait avéré, capable d'établir la possibilité de la persistance de la vie après la cessation des battements du cœur à l'oreille. Je n'en ai point trouvé et j'ose préjuger assez de l'avenir pour croire à l'impossibilité d'une pareille découverte. »

M. Bouchut avait à peine écrit ces lignes, que de tous côtés des médecins faisaient connaître des exemples d'individus revenus à la vie après l'absence prolongée des bruits du cœur. « L'épidémie du choléra de 1849, dit le docteur Josat, nous a fourni un très-grand nombre de sujets d'observations propre à faire contrôler la valeur de ce signe de la mort. Nous l'avons trop souvent trouvé infidèle pour que, même dès cette époque, nous ayons cru devoir lui attribuer l'infaillibilité proclamée par l'honorable M. Bouchut. »

Un médecin très-distingué des hôpitaux, M. Depaul, a reconnu que, dans un grand nombre de cas de mort apparente chez les nouveau-nés, il lui avait été impossible de constater par l'auscultation les bruits du cœur.

Le professeur Piorry, dont personne ne contestera, je pense, l'habileté à manier les instruments d'auscultation, m'a dit avoir vu revenir à la vie des individus chez lesquels il lui avait été impossible de percevoir le moindre bruit dans la région du cœur.

5.

Dans le chapitre consacré aux observations de mort apparente, nous avons rapporté des observations authentiques d'individus revenus à la vie après la disparition complète des bruits du cœur.

M. Girbal, chef de clinique à la Faculté de médecine de Montpellier, a adressé à l'Académie de médecine, le 25 mars 1851, la relation d'un fait qui démontre l'incertitude de ce signe. Une jeune personne, à la suite d'accidents variés (hémoptysies, spasmes, syncopes, etc.), consécutifs à la suppression du flux menstruel, fut considérée comme morte par les assistants. Il y avait plusieurs heures qu'on la croyait dans cet état, lorsque M. Girbal fut appelé auprès d'elle. Entre autres signes de mort, il constata la *flaccidité* des globes oculaires, avec pâleur et affaissement des joues; la perte absolue du mouvement et de la sensibilité; l'absence du pouls et le refroidissement du corps. Enfin *l'auscultation de la région précordiale pendant plusieurs minutes*, ne fit percevoir aucun battement; on ne percevait pas non plus le moindre mouvement diaphragmatique.

De l'ammoniaque présenté sous le nez de la malade, des frictions et l'application d'un large sinapisme sur la région précordiale, furent sans résultat. Cependant une demi-heure après la constatation de cet état, elle revint à la vie [1].

Nous pouvons ajouter à ce qui précède, qu'il est très-facile de démontrer que, dans beaucoup de circonstances, la cessation des battements du cœur ne coïncide pas avec le moment de la mort réelle. Le cœur d'un animal auquel on a coupé la tête, peut continuer à battre très-régulièrement pendant près d'un quart d'heure, ainsi que nous l'avons constaté par des expériences dont nous dirons quelques mots dans une autre partie de cet ouvrage.

De tous les signes de la mort que nous avons examinés jusqu'à présent, l'absence des bruits du cœur à l'auscultation est assurément

1. *Gazette médicale de Paris,* année 1851, p. 207.

un des plus importants, malheureusement il
n'est pas certain, et si l'on réfléchit qu'en
pareil sujet, ce ne sont pas à des probabilités,
si fortes qu'elles puissent être, qu'on doit se
fier, on en conclura qu'il doit être rejeté.

CHAPITRE VI

DES SIGNES ÉLOIGNÉS DE LA MORT.

Rigidité cadavérique. — Refroidissement du corps. — Absence de contractilité musculaire sous l'influence de l'électricité. — Disparition, à la surface du corps, du bourdonnement perçu par le dynamoscope. — Décomposition
cadavérique. — Dans l'état actuel de la science, la décomposition cadavérique est le seul signe certain de la mort.
— Moyen de la constater.

Les signes *éloignés* de la mort les plus importants sont les suivants :

1° La rigidité cadavérique.

2° Le refroidissement du corps.

3° L'absence de contractilité musculaire
sous l'influence de l'électricité.

4° La disparition à la surface du corps du
bourdonnement perçu par le dynamoscope.

5° La décomposition cadavérique.

1° Rigidité cadavérique.

Ce phénomène, qui se produit un certain temps après la mort, est caractérisé par un durcissement considérable des muscles. Il se manifeste d'un quart d'heure à sept heures après la mort. Sa durée est variable, mais d'autant plus longue qu'il a commencé plus tard.

La rigidité cadavérique commence au cou, de là elle gagne les extrémités supérieures, puis les membres pelviens. Si on emploie la force pour vaincre la roideur développée dans un membre, elle n'y reparaît plus, sauf le cas où elle n'était pas encore complète. Elle se manifeste très-promptement dans les maladies aiguës qui ont épuisé les forces.

Pour que la rigidité cadavérique fût un signe certain de la mort, il faudrait qu'elle se manifestât constamment, ce qui n'est pas, ainsi que plusieurs physiologistes, Haller et Bichat, notamment, l'ont démontré. En outre

le moment où elle apparaît et sa durée étant
variables, elle pourrait parfaitement passer
inaperçue.

2° Refroidissement du corps.

Nous ne mentionnons ce signe que pour mémoire. Le refroidissement du corps n'a jamais
été considéré par aucun médecin comme un
signe certain de la mort, attendu qu'il y a
des maladies dans lesquelles il apparaît avant
que la vie ait disparu.

3° Absence de contractilité musculaire sous l'influence de l'électricité.

La contractilité musculaire sous l'influence
des stimulants galvaniques, disparaît généralement après la mort. Toutefois, ainsi que le dit
très-bien le docteur Josat: « Il est admis même
par les partisans les plus prononcés du galva-
nisme, que dans l'asphyxie par l'hydrogène
sulfuré, par l'ammoniaque, par l'oxyde de
carbone, la susceptibilité contractile des muscles sous l'influence électrique, s'éteint avec

une telle rapidité, qu'il est difficile de décider
si la vie ne persiste pas encore quand la contractilité musculaire a déjà cessé.... Soit que
la contraction ait lieu ou qu'elle manque sous
l'influence galvanique, il n'y a aucune certitude de mort, et par conséquent, il ne faut
accorder aucune confiance à un moyen qui
peut donner lieu à des méprises sans nombre. » L'auteur ajoute, en effet, qu'il a vu des
individus chez lesquels l'application de l'é-
lectricité pratiquée avant la mort consommée,
ne produisait aucune contraction musculaire.
D'un autre côté, la contractilité musculaire
sous l'influence de l'électricité, persiste quelquefois un temps fort long après la mort,
ainsi que Nysten l'a démontré par ses expériences sur des suppliciés.

L'absence de la contractilité musculaire
sous l'influence de l'électricité n'est donc pas
une preuve certaine de la mort. Ce signe doit
être cependant rangé parmi les meilleurs. En
cas de doute, il ne faut jamais hésiter à y
avoir recours.

4° Disparition à la surface du corps du bourdonnement
perçu par le dynamoscope.

En plaçant dans le conduit auditif le doigt
d'un individu vivant, on entend une espèce de
bourdonnement continu. Si on interpose entre le doigt et l'oreille un corps intermédiaire
en acier, auquel on a donné le nom de *dynamoscope*, le bourdonnement est plus sensible.
Ce bourdonnement s'entend non-seulement à
l'extrémité des doigts, mais encore sur toute
la surface du corps. Il se modifie pendant les
maladies, et son absence à l'extrémité des
doigts est le plus souvent un signe prochain
de mort. Après la mort, il diminue considérablement d'intensité et finit par disparaître
complétement après douze heures environ.
L'absence de ce bourdonnement ne peut pas
être considérée comme un signe certain de la
mort, attendu que pendant certaines maladies,
comme l'épilepsie, l'apoplexie, etc., il peut
se supprimer pendant longtemps pour repa-
raître ensuite.

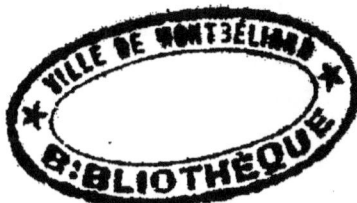

VILLE DE MONTBÉLIARD
BIBLIOTHÈQUE

3° Décomposiion cadavérique.

De tous les signes de la mort, la décomposition cadavérique est le seul signe qu'on puisse considérer comme absolument certain. Cette opinion professée par les anciens médecins, Winslow, Zacchias, etc., est également celle que la science moderne a adoptée. « On n'a point encore trouvé et on ne trouvera probablement jamais le moyen de distinguer avec certitude, dans tous les cas, la mort réelle de celle qui n'est qu'apparente, dit avec raison le docteur Josat. La décomposition cadavérique est le seul indice certain de la mort. [1] »

Dans la très-grande majorité des cas, les premiers phénomènes de décomposition apparaissent dans les soixante-douze heures qui suivent la mort réelle. La peau de l'abdomen commence à se nuancer en blanc mat au voisinage des aines, puis successivement en gris-

1. Josat. *Des Signes de la mort.* Mémoire couronné par l'Institut.

bleu, vert-noir. La coloration envahit bientôt tout le ventre, en marchant de la périphérie au centre [1].

Lorsque la température du lieu où se trouve le cadavre est très-basse, la décomposition est retardée. Pour la rendre plus rapide, on peut chauffer la chambre mortuaire à 20 ou 25°.

Il n'est guère possible de confondre la décomposition cadavérique avec d'autres phénomènes. C'est tout au plus si à son début, elle a quelque ressemblance avec la gangrène. On l'en distingue facilement, parce que la gangrène affecte presque toujours les membres et que ses limites sont très-circonscrites, tandis que les premiers symptômes de décomposition apparaissent toujours sur l'abdomen et n'ont pas une limite bien arrêtée.

Nous venons de passer successivement en

---

1. La coloration de la peau est le seul indice certain d'une décomposition commençante. L'odorat ne fournit que des indications trompeuses. L'odeur dite cadavéreuse, peut, en effet, être confondue avec celle que répandent certains malades.

revue tous les signes de la mort, et nous avons démontré que la décomposition cadavérique est le seul qui puisse être considéré comme certain. La nécessité de conserver les corps jusqu'à l'apparition de ce phénomène est donc évidente.

Quels sont les moyens à employer pour arriver facilement à ce résultat? C'est ce que nous examinerons dans la suite de cet ouvrage.

CHAPITRE VII

CIRCONSTANCES A LA SUITE DESQUELLES PEUT SE MANIFESTER L'ÉTAT DE MORT APPARENTE.

Syncope, apoplexie, asphyxie. — L'état de mort apparente est extrèmement fréquent chez les individus récemment asphyxiés. — Au moyen de soins suffisamment prolongés, on peut ramener à la vie un grand nombre d'asphyxiés abandonnés ordinairement comme morts. — Faits à l'appui. — Mort apparente à la suite du choléra, de la syncope et de l'hémorrhagie. — Temps pendant lequel peut se prolonger l'état de mort apparente.— Parmi les individus enterrés pendant l'état de mort apparente, un petit nombre seulement revient à la vie.

Les affections nerveuses, la syncope, l'apoplexie, les commotions cérébrales et surtout l'asphyxie sont les états pathologiques à la suite desquels la mort apparente a été le plus souvent constatée.

On peut dire en thèse générale que ce n'est qu'à la suite des maladies à marche rapide, qu'il y a lieu de soupçonner l'état de mort apparente.

Les individus récemment asphyxiés (noyés, pendus, etc.), sont très-fréquemment dans l'état de mort apparente, et souvent on a pu les ramener à la vie par des soins *prolongés*, alors que tout espoir paraissait cependant perdu.

En général, les soins qu'on donne aux asphyxiés ne sont pas suffisamment prolongés. On les abandonne beaucoup trop tôt. Pour montrer combien il importe de leur prodiguer des soins pendant longtemps, nous allons reproduire quelques passages de l'instruction sur les secours à donner aux noyés et asphyxiés, rédigée par le professeur Piorry, et discutée et approuvée par le conseil de salubrité. Nous citerons ensuite quelques exemples démontrant l'importance des préceptes qu'ils renferment.

« 1er Les personnes asphyxiées ne sont souvent que dans un état de mort apparente ;

« 2° *Rien ne peut faire distinguer la mort apparente d'avec la mort réelle, si ce n'est la putréfaction ;*

« 3° On doit donner des secours à tout individu retiré de l'eau ou asphyxié par d'autres

causes, chez lequel on n'aperçoit pas un commencement de putréfaction ;

« 4° L'expérience a prouvé que *plusieurs
heures* de séjour sous l'eau, ou dans tout autre
lieu capable de déterminer une asphyxie, ne
suffisaient pas toujours pour donner la mort ;

« 5° La couleur rouge, violette ou noire du
visage, le froid du corps, la roideur des membres ne sont pas toujours des signes de mort ;

« 6° Les secours les plus essentiels à prodiguer aux asphyxiés peuvent leur être admi-
nistrés par toute personne intelligente ; mais
pour obtenir du succès, *il faut les donner sans
se décourager, quelquefois* PENDANT PLUSIEURS
HEURES DE SUITE.

« On a des exemples d'asphyxiés rappelés à
la vie après des tentatives qui avaient duré
six heures et plus. »

Les faits suivants, cités par le Dr Londe dans
un travail sur les inhumations précipitées,
montrent l'utilité de ces recommandations.

« Le 13 juillet 1829, vers deux heures après
midi, près le pont des Arts, on retire de l'eau,

à l'aide d'un croc, un corps qui paraissait
sans vie. C'est un jeune homme de vingt ans,
brun et fort ; il est froid, décoloré, sa figure et
ses lèvres sont bouffies, bleuâtres ; une mousse
jaune et filante découle de sa bouche, les yeux
sont ouverts, fixes, immobiles, les membres
flasques et pendants. *On ne perçoit aucun battement du cœur*, aucune nuance de respiration... La submersion datait d'un temps assez
long, puisque la seule recherche du corps en
présence de M. le Dʳ Bourgeois a duré vingt
minutes. Ce médecin n'en croit pas moins devoir s'exposer à la dérision des assistants en
procédant aux tentatives de la résurrection de
ce qui n'est plus pour eux qu'un cadavre. Au
bout de *quelques heures*, cependant, la vie revint à ce prétendu cadavre, grâce à la persévérance opiniâtre du médecin, qui, quoique
fort et robuste, se trouve tellement accablé de
fatigue, que vingt fois il est sur le point de
se décourager et d'abandonner le noyé.

« Que fût, je le demande maintenant, devenu
ce malheureux, si, au lieu de rester, comme le

fit l'opiniâtre médecin, courbé sur ce corps inanimé, la bouche collée sur ses lèvres glacées, l'œil fixe et l'oreille attentive pour saisir un premier mouvement, un premier bruissement du cœur, les assistants eussent abandonné le noyé après une demi-heure de soins, comme on le fait si souvent? Ce qui serait arrivé? Le malheureux eût été enterré quoique pouvant être rendu à la vie.

« A cette première observation, Bourgeois, dans le même recueil (*Archives de médecine*), en ajoute un certain nombre d'autres dans lesquelles des individus submergés et restés sous l'eau, jusqu'à *six* heures, ont été par lui rappelés à la vie, après des soins qu'une aussi forte conviction que la sienne était seule capable de porter à administrer.

« Ces faits de submersion, continue le Dr Londe, établissent, je crois, ce point incontestable, qu'on *enterre, chaque jour, des individus qu'avec plus de persévérance on rendrait à la vie.* »

Dans le choléra, la mort a également lieu

6

par asphyxie. En se basant sur des faits obser-
vés par lui, par un de ses collègues de l'Académie et par plusieurs médecins pendant une
épidémie de choléra, le même auteur a prouvé
qu'on enterrait beaucoup de cholériques susceptibles d'être rendus à la vie.

Ainsi que nous le verrons dans un des chapitres suivants, l'asphyxie est de tous les genres de mort le plus fréquent. Elle termine le
plus grand nombre des maladies, et l'agonie
n'est qu'une lente asphyxie. On comprend dès
lors combien doit être commun l'état de mort
apparente.

La mort apparente est très-fréquente aussi
à la suite de la syncope. Dans la syncope, le
cœur cessant de se contracter, le sang n'arrive plus avec assez de force au cerveau dont
l'action est suspendue ainsi que celle des fonctions placées sous sa dépendance (respiration,
locomotion, sensations, etc.). Pour faire revivre cet organe, il suffit de forcer le sang à revenir vers lui. Les belles expériences du professeur. Piorry à ce sujet sont fort connues.

Après avoir saigné un chien jusqu'à ce que
l'animal paraisse mort, il lui suffit, pour le
ramener à la vie, de le placer de façon que sa
tête soit plus basse que le reste du corps.
Dans cette position, le sang que contiennent
encore les vaisseaux se porte vers le cerveau
et le fait revivre. Placer horizontalement les
personnes atteintes de syncope est du reste le
meilleur moyen de les ranimer.

Le temps pendant lequel peut se prolonger
l'état de mort apparente est extrèmement variable, et sur ce point on ne peut donner
aucun renseignement précis. Le professeur
Racle dit, dans l'Encyclopédie moderne,
avoir vu un individu rester trois jours dans
un état de léthargie tel qu'on aurait pu croire
qu'il était mort. Plusieurs auteurs pensent
que le sommeil léthargique peut se prolonger
un temps fort long.

On peut diviser en deux classes les individus
plongés dans l'état de mort apparente. La première comprend ceux susceptibles de revenir
spontanément à la vie, la seconde ceux qui

ne se raniment que lorsqu'ils sont placés dans des conditions spéciales, et qui, abandonnés à eux-mêmes, meurent définitivement sans avoir repris connaissance. Nous croyons que la première classe est peu nombreuse, mais qu'il n'en est pas de même de la seconde. Nous essayerons plus loin de le démontrer.

CHAPITRE VIII

DE L'ÉTAT DE L'INTELLIGENCE PENDANT LA MORT APPARENTE.

———

Conservation de la connaissance pendant l'état de mort apparente. — Impossibilité d'exécuter des mouvements. — Observation de M. Donnet. — Moyen de produire artificiellement ce phénomène. — Le curare et la coniicine. — Nouvelles expériences sur certaines propriétés du protoxide d'azote et du chloroforme.

L'intelligence peut-elle être conservée pendant l'état de mort apparente? L'individu qu'on considère comme mort a-t-il conscience de sa terrible position, entend-il et voit-il les apprêts de son supplice sans pouvoir protester par le moindre signe contre la mort horrible dont il est menacé? Dans la grande majorité des cas, il ne doit pas en être ainsi. Cependant, des faits très-authentiques ont démontré que cela pouvait arriver. Nous avons vu plus haut que le cardinal Donnet, sur le point d'être enterré vivant, entendait parfaitement tout ce qui se disait autour de lui.

Ce phénomène étrange d'un individu possédant la faculté de voir et d'entendre sans avoir celle de traduire par des mouvements les sensations qu'il éprouve est extrêmement curieux. Il se produit dans certaines léthargies, et on peut le provoquer artificiellement chez les animaux. Les belles recherches de M. Claude Bernard ont démontré, en effet, que le produit complexe désigné sous le nom de *curare* jouissait de la propriété de tuer les nerfs moteurs sans atteindre les nerfs sensitifs. Qu'on empoisonne un animal avec cette substance, il conservera la faculté de sentir, mais il aura perdu celle d'exécuter des mouvements. On pourra le pincer, le torturer, pas un muscle de son corps ne tressaillera. Quelle que soit la douleur qu'il ressente, il demeurera impassible, et ce n'est que par des moyens détournés qu'on pourra se convaincre que l'animal a bien conservé cependant toute sa sensibilité.

Le curare n'est pas du reste la seule subs-

tance qui jouisse de cette propriété. La nico-
tine et la conicine paraissent la posséder. Nous
croyons que le protoxide d'azote et probablement aussi le chloroforme la possèdent également. Nous avons entrepris à ce sujet des expériences dont voici les résultats tels que nous
les avons consignés dans le *Courrier médical.*

Après avoir respiré le protoxide d'azote
pendant quelques secondes, on ressent à l'extrémité des membres inférieurs un fourmille-
ment qui gagne rapidement les mains, et on
entend ce bruissement particulier, que con-
naissent tous ceux qui ont étudié sur eux-
mêmes l'action de l'éther et du chloroforme;
bientôt la respiration s'accélère et le pouls
s'élève considérablement. Si l'anesthésie n'est
pas poussée trop loin, on ne perd pas complétement connaissance, *mais on perd le pouvoir d'exécuter des mouvements et plus tard la
sensibilité.* Une malade que nous avions con-
duite chez M. Broca pour qu'il l'opérât d'un
kyste synovial de la face dorsale du poignet,
nous a raconté à son réveil qu'elle avait en-

tendu le chirurgien dire : « La sensibilité a disparu. » Malgré tous ses efforts pour exprimer par des mouvements qu'elle n'avait pas perdu connaissance, il lui était impossible de remuer la main. Elle s'apercevait très-bien qu'on enfonçait le bistouri dans les chairs, mais ne ressentait aucune douleur.

Ce fait de la perte de la sensibilité et du mouvement avec conservation de l'intelligence est très-curieux. Afin de l'étudier, nous avons respiré le gaz à plusieurs reprises, après avoir chargé quelqu'un de nous pincer vigoureusement, lorsque nous serions endormi. Nous nous apercevions parfaitement qu'on nous pinçait, mais malgré le désir de retirer le membre pincé, il nous était absolument impossible d'exécuter le moindre mouvement.

Des observations faites sur des individus soumis à l'influence du chloroforme, nous ayant fait penser que cette substance n'abolit pas la douleur, mais seulement, et en partie, la mémoire et la motilité, nous voulûmes faire quelques expériences sur nous-mêmes, afin de nous renseigner à ce sujet. Nous nous fîmes extraire deux dents qui nous faisaient souffrir. L'avulsion de la première resta inaperçue. Il n'en fut pas de même pour la seconde. Son extraction qui ne précéda que de quelques secondes le moment du réveil, fut très-douloureuse, et d'autant plus douloureuse, que, malgré notre vif désir d'exprimer notre souffrance par des mouvements, il nous était absolument impossible d'exécuter le moindre geste. Cette situation nous paraissait horrible, et longtemps nous en gardâmes le souvenir. En nous réveillant, nous décrivîmes parfaitement à l'opérateur la façon dont il avait exécuté son opération, le sens dans lequel il avait dirigé son instrument, etc. La sensation éprouvée avait donc été réelle et non imaginaire, et, sans doute, si la sensation produite par l'extraction de la première dent n'avait pas laissé de traces, c'est que le sommeil ayant été plus profond, la mémoire avait été abolie.

Cette opinion sur l'action du chloroforme commence, du reste, à être admise par beaucoup de chirurgiens. L'individu qu'on opère pendant qu'il est placé sous l'influence du chloroforme, disait récemment M. Lefort à la Société de chirurgie, *sent, souffre, mais ne se rappelle pas avoir senti et souffert.* Et il basait son opinion sur les signes évidents de sensibilité que le patient donne pendant l'opération [1].

Il est facile de comprendre, d'après ce qui précède, que pendant la mort apparente l'intelligence puisse être conservée quelquefois. Assister aux préparatifs de son enterrement sans pouvoir protester par un geste contre le sort qui vous est réservé, doit être un de ces horribles supplices sur lesquels l'imagination épouvantée n'ose s'arrêter. Un exemple pareil ne dût-il se présenter qu'une fois par siècle, il faudrait faire son possible pour l'empêcher, et ainsi que nous le prouverons, rien n'est plus facile.

1. *Gazette des hôpitaux* (23 juin 1866).

CHAPITRE IX

Nous avons dit que nous divisions les individus enterrés vivants en deux classes : la première comprenant ceux susceptibles de revenir spontanément à la vie ; la seconde ceux
qui ne peuvent se ranimer que lorsqu'ils sont
placés dans des conditions spéciales. Avant de

nous étendre sur ce sujet, il est indispensable d'entrer dans quelques considérations sur le mécanisme de la vie et de la mort.

Les êtres vivants se forment et continuent à vivre, sous l'action d'une force organisante qui paraît résulter de la disposition des éléments organiques, absolument comme la lumière, l'électricité, la chaleur résultent des différents états de la matière.

Le principe raisonnant et pensant auquel on a donné le nom d'*âme*, est fonction de la force organisante, mais ne doit pas être confondu avec elle ; on peut, en effet, l'en séparer facilement. Enlevons le cerveau à un animal, la force organisante subsiste puisqu'il continue à vivre ; mais l'intelligence, la perception et toutes les manifestations de l'âme sont anéanties [1].

. La force organisante est divisible avec la matière, car beaucoup d'animaux peuvent être

1. M. Flourens a fait vivre plus d'une année des animaux privés de leur cerveau. Voir son livre : *Recherches expérimentales sur les fonctions et les propriétés du système nerveux*.

séparés en plusieurs parties dont chacune reproduit un animal complet semblable à celui
qui a été divisé.

La vie est un ensemble de propriétés que
manifestent les êtres organisés *placés dans des
milieux convenables*. Deux conditions sont
nécessaires pour que ce phénomène se pro-
duise, des organes et un milieu approprié
à ces organes. Si on supprime le milieu, les
organes ne vivent plus, *mais ils restent aptes
à vivre, tant qu'ils n'ont pas été modifiés dans
leur constitution*. Il suffit en effet pour les
rendre à la vie, de les replacer dans le milieu
qui leur convient.

Chez les êtres inférieurs, la vie peut persister
à l'état latent un temps fort long[1]. C'est ainsi
que des graines retrouvées dans les tombeaux
des rois d'Égypte peuvent germer encore, que
certains animaux, les rotifères, par exemple,
peuvent être presque complétement desséchés
sans périr et revenir à la vie lorsqu'on leur

---

1. Cette vie latente est tout à fait comparable à l'état
de mort apparente.

7

rend l'humidité qu'ils avaient perdue. Tant que leur organisation n'est pas lésée, ils restent aptes à vivre, et ils vivent, en effet, aussitôt qu'on les place dans un milieu convenable.

Les êtres inférieurs sont les seuls qu'on puisse placer longtemps dans cet état de mort apparente. Les animaux supérieurs ne peuvent y rester qu'un temps très-court, parce que les éléments de leur sang sont extrêmement altérables. Si on pouvait trouver le moyen d'empêcher cette altération, la vie pourrait être également suspendue chez eux, pendant un temps fort long.

Ce qu'il nous est impossible de faire pour les animaux supérieurs, la nature le réalise quelquefois. Chez les hibernants, les fonctions de la vie peuvent rester presque complétement suspendues pendant plusieurs mois. Cet état singulier où les fonctions vitales sont si considérablement ralenties, s'observe quelquefois aussi sur l'homme. Les exemples d'individus restés plusieurs mois dans ce

sommeil léthargique ne sont pas rares. L'année dernière, le docteur Blondet communi-
quait à l'Académie des sciences le résultat de
ses observations sur une jeune dame qui était
restée pendant un an en léthargie, après y
être restée deux mois, quelques années auparavant.

Lorsque la vie se retire d'un être vivant,
parce que ses organes ne se trouvent plus
placés dans un milieu convenable, on peut le
faire revivre en les replaçant dans le milieu
qui leur convient avant qu'ils n'aient subi de
modifications. Ouvrez les veines à un animal
et laissez-le perdre son sang; la vie, qui était
entretenue par l'action de ce liquide sur les
organes, s'en va avec lui. Bientôt elle a disparu. L'animal alors ne vit plus, mais pendant
quelque temps il reste apte à vivre. Injectez
en effet dans ses vaisseaux du sang emprunté
à un autre animal, et à chaque coup de piston
vous le verrez se ranimer graduellement.

L'idée qu'on se fait généralement de la mort
est loin d'être exacte. Comme la vie, elle est

un phénomène extrèmement complexe et non pas un fait brusque. Ce qu'on est convenu d'appeler l'âme, ne quitte pas le corps comme un oiseau s'envolant de sa cage. « La cessation de la vie a lieu généralement d'abord dans l'appareil le plus complexe, celui des perceptions et de la pensée, *avec persistance pendant plusieurs heures des propriétés vitales, de la vie en un mot, dans le tissu nerveux périphérique, le tissu musculaire, etc., dont les actions particulières cessent graduellement à leur tour[1].* »

L'individu, dit avec raison l'illustre Bichat, vit encore plusieurs jours au dedans, tandis qu'il cesse tout à coup d'exister au dehors.

L'organisme est constitué par une série d'éléments qui, bien que dépendant d'un tout, vivent et meurent séparément. La mort réelle n'arrive donc en réalité qu'après une suite de morts successives, consécutives le plus souvent à la mort d'un seul organe. Le cœur, le poumon, le cerveau, etc., meurent tour à tour, et

---

1. Littré et Robin, *Dictionnaire de médecine.*

il est bien difficile de connaître le moment
précis où la vie disparaît complétement du
corps. L'expression, rendre le dernier soupir,
employée généralement comme synonyme de
cessation de la vie, est impropre, attendu que
la mort complète ne coïncide presque jamais
avec le moment où le moribond ne respire
plus.

Il est extrêmement difficile d'anéantir d'un
seul coup les phénomènes de la vie chez un
être vivant. Bien peu de lésions sont capables
d'amener ce résultat. Coupez la tête à un
animal, cette tête exécutera des contorsions
pendant plusieurs minutes [1]. Si vous appro-
chez la main de ses yeux, ils se fermeront
brusquement. Ouvrez le corps mutilé de l'animal, vous verrez le cœur qui continue à
battre. Enlevez ce cœur et posez-le sur une
table, ses mouvements s'exécuteront encore
avec régularité pendant quelques instants.
Cette dernière expérience est extrêmement cu-

1. Voyez page 88.

rieuse, et toutes les personnes auxquelles nous l'avons montrée l'ont toujours contemplée avec étonnement. C'est sur de jeunes animaux qu'elle nous a paru le mieux réussir. Après avoir soumis l'animal à l'action du chloroforme, on lui enlève le cœur qu'on pose sur une table. Pendant une dizaine de minutes, cet organe exécute ses mouvements avec une régularité parfaite. Ils se ralentissent ensuite, ne se raniment plus que sous la pointe du bistouri, et enfin s'arrètent complétement.

CHAPITRE X

POSSIBILITÉ DE RAMENER A LA VIE UN GRAND NOMBRE D'INDIVIDUS EN ÉTAT DE MORT APPARENTE

Application des principes énoncés dans le précédent chapitre. — Causes de la mort par asphyxie. — Possibilité de faire revivre les asphyxiés par des injections de sang défibriné et oxigéné. — Expériences à ce sujet. — L'asphyxie termine la plupart des maladies et l'agonie n'est qu'une lente asphyxie. — De l'étude du globule sanguin au point de vue du mécanisme de la mort. — La connaissance de ce mécanisme a une importance pratique immense. — Moyen de rendre la vie et l'intelligence à un animal dont la tête est séparée du tronc depuis plusieurs minutes. — Magnifiques expériences de Brown-Séquart. — Réflexions de M. le professeur Vulpian concernant les suppliciés.

Toutes les fois que la vie est suspendue chez un animal par une cause qui n'a pas agi sur ses organes, *mais seulement sur leur milieu*, il est possible, avons-nous dit, de le faire revivre, et nous nous sommes efforcés de le prouver en indiquant les moyens de ranimer les animaux morts d'hémorrhagie. Ce qui est vrai

pour l'hémorrhagie est vrai aussi pour l'asphyxie. Dans l'asphyxie, les globules du sang
ne sont pas altérés [1]. La mort a lieu parce que
le cerveau ne reçoit plus le sang artériel qui
entretenait la vie, et non parce que le sang
veineux exerce sur lui une action délétère. La
machine ne fonctionne plus, mais, comme
à la suite de l'hémorrhagie, elle demeure
apte à fonctionner tant que ses organes n'auront pas subi de lésion.

Ce que nous disons de l'asphyxie, Bichat
l'avait sans doute pensé, car il avait essayé de
faire revivre les asphyxiés en leur injectant du

1. Excepté dans les cas assez rares (certaines intoxi-
cations, par exemple) où l'asphyxie a lieu parce que
le sang a subi une altération qui le rend impropre à
se charger d'oxigène. Nous ne voulons pas énumérer
en détail toutes les circonstances dans lesquelles peut
se produire l'asphyxie; rappelons seulement que le
défaut d'hématose peut résulter *de mucosités empêchant
l'entrée de l'air dans les poumons* (asphyxie par écume
bronchique); *d'un défaut d'étendue de la surface d'hématose* (ainsi se terminent certaines pneumonies);
d'une convulsion des muscles respirateurs (tétanos); *d'un
ralentissement de l'activité cardiaque* (le sang, circulant
mal, ne se présente plus en quantité suffisante aux
surfaces oxigénantes), etc.

sang rouge au cerveau. Il n'y réussit pas, probablement en raison de sa façon d'opérer. Il se servait de sang ordinaire et d'une seringue, et dans ces conditions le liquide se coagule avec une grande rapidité. Nous sommes convaincus qu'en employant du sang défibriné et oxigéné, on arrivera à des résultats différents.

Désireux de pouvoir donner des renseignements précis sur cette importante question, nous avons entrepris une série d'expériences dont nous ferons connaître les résultats lorsqu'elles seront terminées. Les expériences de cette nature sont extrêmement longues et difficiles. En interprétant leurs résultats, on est exposé à des chances d'insuccès nombreuses. Ce n'est donc qu'en les répétant un grand nombre de fois et en se plaçant dans des circonstances toujours semblables qu'on peut les mettre à l'abri de toute critique. Toutefois nous pouvons dire, dès à présent, que les résultats que nous avons obtenus ont confirmé pleinement nos prévisions.

Beaucoup de médecins admettent, du reste, ainsi que nous l'avons dit dans un des précédents chapitres, qu'un grand nombre d'asphyxiés abandonnés comme morts pourraient être rendus à la vie. Nous avons cité des exemples d'individus asphyxiés ranimés à la suite de soins donnés pendant dix et douze heures sans interruption.

Les travaux d'un grand nombre de physiologistes, et notamment ceux de notre illustre maître le professeur Piorry, ont démontré que l'asphyxie est de tous les genres de mort le plus fréquent. Elle termine le plus grand nombre des maladies, et l'agonie n'est qu'une lente asphyxie.

Il est rare qu'on meure de la maladie dont on est atteint. L'asphyxie, qui le plus souvent amène la mort, est un accident qui, tout en étant consécutif à la maladie, ne se rattache nullement à la même cause. Si on pouvait combattre cet accident et laisser la maladie suivre son cours, dans un grand nombre de cas elle se terminerait par la guérison.

Le jour même où paraissait la première édition de cet ouvrage, nous avons entendu à la
Faculté de médecine un candidat pour l'agré-
gation (le Dr Ferrand₁) soutenir publiquement la même opinion. Voici ses conclusions.
Elles viennent à l'appui de tout ce que nous
avons déjà dit : « *On conçoit comment la
mort survenant ainsi le plus souvent à titre
d'accident, soit dans la maladie, soit même
dans la sénilité, comment, dis-je, on peut
espérer en prévenant ou en éloignant ces accidents, prévenir ou éloigner en même temps leur
funeste issue. Rien de plus légitime qu'une semblable espérance, dans la majorité des cas* [1].

Quant aux moyens à employer pour arriver
à ce résultat, ils n'ont pas encore été étudiés,
et nous ne pouvons donner ici que des indications théoriques. Mais il est probable qu'on
arrivera à combattre l'asphyxie qui a amené
la mort, soit en faisant respirer artificiellement les malades, et en débarrassant leurs

---

1. Ferrand, *Etude sur la mort*, page 75.

voies respiratoires des mucosités qui les obstruent, soit surtout en renouvelant par la transfusion la plus grande partie de leur sang, conformément aux principes que nous avons énoncés plus haut.

C'est le sang, en effet, qui est primitivement altéré, dans un grand nombre de maladies, et c'est dans les modifications du globule sanguin qu'il faut chercher le mécanisme de la mort. A l'altération de ce liquide sont dus les accidents consécutifs que nous cherchons à combattre. Les organes ne subissent de transformations contraires au maintien de la vie que parce que le sang ne les fait plus vivre. Tant qu'ils n'auront pas été altérés, on les ranimera en les plaçant dans un milieu convenable, car la vie « est inhérente à la substance organisée placée dans certaines conditions de milieu comme l'acidité ou l'alcalinité sont inhérentes à l'acide sulfurique ou à certains oxides[1]. »

Lorsque la maladie qui précède la mort

1. Littré et Robin.

marche lentement, en amenant chaque jour
le dépérissement graduel de l'individu, il n'y
a évidemment aucune raison de croire qu'on
puisse jamais arriver à le faire revivre. Mais
lorsqu'il s'agit au contraire de maladies à
marche rapide, nous sommes convaincus qu'on
y parviendra.

Nous avons essayé, dans les paragraphes
qui précèdent, d'établir la possibilité de rendre la vie à l'animal dont les organes ne fonctionnent plus, bien qu'aptes à fonctionner
encore. Ce que nous avons cherché à prouver,
en nous appuyant principalement sur le rai-
sonnement, nous allons maintenant le démontrer par l'expérience. Nous pensons que notre
proposition sera suffisamment justifiée lorsque nous aurons fait voir qu'on peut ramener
à la vie un animal rigoureusement mort dans
l'acception vulgaire de ce mot. Acception
vulgaire, avons-nous soin de dire, parce
qu'*il n'y a mort réelle pour nous, que lorsque
les organes sont devenus impropres à fonctionner, et non, lorsque faute seulement*

d'un milieu convenable, ils ne fonctionnent plus.

Il est admis par tout le monde que, lorsqu'on a coupé la tête à un animal, la mort survient rapidement et qu'elle est complète quand les contractions des différentes parties du corps ont tout à fait disparu. Il semblera bien merveilleux sans doute, aux personnes étrangères à la physiologie, qu'on puisse faire revivre, et pour un temps fort long, cette tête et ce tronc complétement séparés. Rien cependant n'est plus facile.

C'est Legallois qui eut, en 1812, la première idée de cette expérience, la plus belle peut-être qu'ait jamais rêvée physiologiste ou philosophe. Voici ce qu'il écrivait à cette époque : « Si l'on pouvait suppléer au cœur par une sorte d'injection, et si en même temps l'on avait, pour fournir à l'injection d'une manière continue, une provision de sang artériel, soit naturel, soit formé artificiellement, en supposant qu'une telle formation soit possible, on parviendrait sans peine à entretenir la vie indéfiniment dans quelque tronçon que ce soit, et par conséquent après la décapitation dans la tête elle-même, *avec toutes les fonctions qui sont propres au cerveau.* Non-seulement on pourrait entretenir la vie de cette manière, soit dans la tête, soit dans toute autre portion isolée du corps d'un animal, mais on pourrait l'y rappeler *après son entière extinction;* on pourrait la rappeler de même dans le corps entier, et opérer par là *une résurrrection véritable et dans toute la force de l'expression.* »

Ce fut Brown Séquart, un des plus illustres physiologistes de l'Europe, qui réalisa de la façon la plus brillante cette remarquable expérience. Après avoir coupé la tête à un chien et attendu que tous les mouvements aient complétement disparu, il injecte dans chacun des tronçons de l'animal du sang défibriné et oxigéné. La vie reparaît aussitôt avec ses manifestations habituelles. Voici du reste dans quels termes un de nos plus savants professeurs, M. Vulpian, s'exprimait à propos de cette expérience dans son cours de physiologie professée l'année dernière au Muséum.

« ...On peut voir après quelques moments les manifestations de la vie se montrer de nouveau ; il y a dans les muscles des yeux et dans ceux de la face des mouvements qui paraissent prouver que les fonctions cérébrales se sont rétablies dans cette tête complétement séparée du tronc.....

« *Si un savant tentait cette expérience sur une tête de supplicié, il assisterait à un grand et terrible spectacle, il pourrait rendre à cette tête ses fonctions cérébrales ; il pourrait réveiller, dans les yeux et les muscles faciaux les mouvements qui, chez l'homme, sont provoqués par les passions et les pensées dont le cerveau est le foyer. Je n'ai pas besoin de vous dire que tout au plus les lèvres pourraient figurer les articulations labiales, car cette tête est séparée de l'appareil nécessaire à la production des sons.* »

La science moderne a réalisé les plus brillantes fictions des poëtes. Elle a forcé la pen-

sée à traverser l'espace avec la vitesse de la
lumière et nous a dit ce que cachaient dans
leur sein les mondes mystérieux qui roulent
sur nos têtes. Parviendra-t-elle un jour à réduire les sombres domaines de la mort? je le
pense. Reine puissante de ce monde, la science
étend chaque jour son royaume, et nul n'ose-
rait lui dire : Tes limites sont là, tu n'iras pas
plus loin.

CHAPITRE XI

DES USAGES FUNÈBRES CHEZ LES ANCIENS
ET CHEZ LES MODERNES.

———

L'inhumation a été le plus répandu de tous les usages funèbres. — Dans l'antiquité, les grands personnages seuls
étaient brûlés. — Les cimetières à Rome. — Usages de
quelques peuples. — Les Messagètes mangeaient les morts.
— Les Hircaniens les donnaient à des chiens. — De
l'embaumement chez les Égyptiens. — Usages funèbres
des peuples modernes. — L'inhumation est pratiquée
partout. — Le délai entre le moment du décès et celui de
l'inhumation seul varie. — Des inhumations au point de
vue de l'hygiène. — Ce que devient un cadavre mis en
terre. — Destruction des corps dans les cimetières. —
Saturation des cimetières. — Encombrement des cimetières de Paris pendant la Terreur.—De la combustion des
corps. — Difficulté de cette opération. — Moyens d'empêcher l'action délétère des miasmes qui se dégagent des
cadavres.

Presque tous les peuples, anciens et modernes, ont enterré leurs morts, et cet usage
ne présente que de rares exceptions. Les Grecs
et les Romains, il est vrai, brûlaient quelquefois les cadavres ; mais cette cérémonie n'était

usitée que pour les grands personnages; la
très-grande majorité des citoyens étaient enterrés dans des cimetières. A Rome, les gens
du peuple étaient jetés dans des fosses communes, placées sans doute dans de très-mau-
vaises conditions, car elles exhalaient une
odeur infecte, qui leur avait fait donner le
nom de *puticuli.*

Si on en croyait certains auteurs, quelques
peuples auraient entièrement négligé tous les
soins de sépulture. Les Indiens laissaient dé-
vorer les cadavres par des bêtes féroces; les
Messagètes les mangeaient; les Hircaniens les
donnaient à des chiens élevés pour cet usage;
les Icthyophages les jetaient à des poissons
dont ils se nourrissaient ensuite.

Le peuple égyptien est celui dont les anciens usages funèbres sont actuellement les
mieux connus. Chez cette nation, les lois de
l'hygiène étaient sévèrement observées. Obéis-
sant à des règlements religieux dont l'origine
remontait sans doute à la crainte qu'ils avaient
des épidémies qui auraient pu résulter de la dé-

composition des cadavres, dans un pays où les inondations du Nil bouleversent le sol continuellement, les Egyptiens embaumaient tous les corps, et cet usage s'appliquait à la plupart des animaux.

« Sans entrer dans ces millions de grottes sépulcrales dont sont criblés les flancs de la double chaîne qui des pyramides de Giseh et de Mokattan, se prolonge jusque par delà Philac; sans aller jusqu'à Thèbes, où les serpents, les crocodiles, les singes, dorment par milliers à côté des rois, jusqu'à Touneh-el-Gebel, aux pieds de la chaîne libyque où se trouve une ville souterraine à rues larges, élevées, taillées au ciseau, bordée de niches pleines de singes, et de chambres latérales que remplissent d'énormes pots de terre, scellés avec du plâtre, et cachant dans leurs flancs des millions d'ibis et d'œufs d'ibis; sans parler de Beni-Haçan, où Champollion a vu des momies de chats plus ou moins magnifiques, couvrant une surface de plusieurs milliers de mètres; et sans nous arrêter, enfin, aux immenses dé-

pôts de chiens, de chacals, etc., montons avec
M. Pariset sur le sommet de la grande pyramide, et mesurons des yeux la vaste plaine [1]
qui part du pied de ce monument et s'étend
au nord, au couchant, au midi ; écoutons l'A-
rabe qui dit en montrant de la main cette
immense étendue : « Tout cela est momie, »
et reconnaissons enfin qu'il est impossible de
ne pas voir dans ces immenses catacombes la
preuve de l'universalité de l'embaumement
appliqué chez les anciens habitants de l'É-
gypte à tous les êtres du règne animal, depuis l'homme jusqu'au moindre oiseau, depuis
le caïman jusqu'à la sauterelle [2]. »

Tous les peuples de l'Europe enterrent
maintenant les morts. Mais le délai qu'ils laissent écouler entre le moment du décès et celui
de l'inhumation varie. En France, l'enter-

---

1. Sa surface est de 50 lieues carrées. Les momies
sont enterrées par étages superposés, et forment des
couches ayant quelquefois 25 mètres d'épaisseur.

2. *Des inhumations sous le rapport de l'hygiène* (thèse
de concours pour une chaire d'hygiène), par le docteur Guérard.

rement a lieu vingt-quatre heures après la
mort. En Allemagne, et dans la plupart des
pays du nord de l'Europe, on ne procède à
l'inhumation que lorsqu'on est parfaitement
sûr que l'individu est bien mort, c'est-à-dire
après l'apparition des premiers phénomènes
de décomposition, seul signe reconnu certain et qui se manifeste ordinairement dans
les soixante-douze heures suivant le décès.

La question des inhumations a une grande
importance au point de vue de l'hygiène.
Elle se rattache assez au sujet que nous traitons pour que nous en disions quelques mots,
ainsi que des moyens par lesquels on a proposé de remplacer l'inhumation.

En France, les cadavres sont placés dans
des fosses creusées dans des terrains consacrés
à cet usage et placés à quarante mètres environ de l'enceinte des villes. Les fosses doivent avoir 1^m,50 à 2^m de profondeur sur
80 centimètres de largeur, et être distantes
l'une de l'autre de 30 à 40 centimètres sur les
côtés. Au bout de cinq ans, les corps en sont

retirés et jetés dans des fosses communes.

Examinons ce que devient un cadavre mis en terre.

Au bout de quelques jours, l'épiderme se plisse, se soulève et se détruit en se transformant en un enduit gras et poisseux. Le tissu musculaire prend une couleur verdâtre, se ramollit et s'imbibe de liquide. Les membres se remplissent de vers, et leurs ligaments présentent bientôt si peu de résistance qu'ils se détachent du corps. Au bout de quelques semaines, la bière qui contient le cadavre s'altère elle-même; elle se recouvre d'abord d'une bouillie noire très-fétide, dans laquelle fourmillent des vers et des larves d'insectes. Bientôt les planches se pourrissent tellement qu'on peut les réduire en poudre en les pressant entre les doigts.

Généralement, les corps sont complétement réduits à l'état de squelette au bout de trois ans; mais la durée de la décomposition varie avec la nature du sol.

Dans les sols secs et sablonneux, les corps

se dessèchent sans se décomposer. Quelques parties du cimetière du Montparnasse, à Paris, sont dans ce cas.

Dans les sols calcaires, et dans ceux riches en humus, la décomposition est, au contraire, extrêmement rapide.

Dans les terres argileuses, la décomposition est très-lente; les corps se transforment en une matière blanche, à laquelle on a donné le nom d'*adipocire*, ou *gras de cadavre*. Certaines parties du cimetière du Père-Lachaise présentent ce phénomène.

Au bout de quelques années, la terre des cimetières est tellement saturée de matières animales, qu'elle devient impropre à décomposer les cadavres. Cet effet s'observe surtout dans les cimetières où le nombre des cadavres est considérable; ceux de Paris, par exemple. Les cimetières du Père-Lachaise, de Montmartre et de Montparnasse, réunis, reçoivent environ 40,000 cadavres par an.

Quand on procède, tous les cinq ans, aux exhumations, il est rare qu'on trouve les ca-

davres détruits, surtout à Montmartre et au
Père-Lachaise; la terre qui les environne est
imbibée de liquide; elle est noire et d'une
odeur extrêmement fétide.

La décomposition est un phénomène qui
inspire du dégoût et qui devrait cependant
être envisagé avec admiration : c'est le moyen
employé par la nature pour ramener sous les
lois de la vie les éléments inorganiques dont
les corps sont formés. En se décomposant, les
corps rendent au sol et à l'atmosphère les
principes qui les constituent. Les produits
finals de la décomposition des êtres organisés
sont ensuite absorbés par les plantes, puis repris par les animaux, et rentrent ainsi sous
les lois de la vie, jusqu'au moment où ils re-
tourneront de nouveau à leurs éléments pri-
mitifs. Rien ne meurt dans la nature. La
matière est éternelle et éternelles aussi sont les
métamorphoses auxquelles elle est soumise.

Pendant leur décomposition, les cadavres
laissent échapper des gaz et des miasmes très-
dangereux à respirer. Au moyen âge, beau-

coup d'épidémies reconnaissaient pour cause l'usage, alors reçu, d'enterrer les corps dans l'enceinte même des villes.

Les personnes qui voudront étudier la question des inhumations au point de vue de l'hygiène, feront bien de consulter l'ouvrage du docteur Guérard sur ce sujet. Cet auteur a cité des exemples d'individus qui ont été atteints d'affections mortelles après avoir respiré des miasmes sortis de cadavres depuis longtemps en décomposition. Il cite même des maladies contagieuses, telles que la variole, communiquées par ces mêmes miasmes. Dans l'Egypte et dans l'Inde, la peste et le choléra paraissent provenir des miasmes que répandent les cadavres laissés sans sépulture. Nous considérons, pour notre part, le voisinage des cimetières comme extrèmement insalubre. Beaucoup d'épidémies ne reconnaissent pas d'autres causes que ce voisinage. C'est surtout quand on remanie les terrains pour les exhumations que l'action des miasmes se fait sentir.

Pour prévenir les dangers qui résultent

de. la décomposition des corps, on a proposé de les brûler. Cette méthode serait excellente si elle était d'une exécution facile, malheureusement, il n'en est rien. Réduire un
corps en cendres est une opération extrêmement difficile. Dans les incendies, on retrouve
souvent les cadavres simplement carbonisés à
leur surface. Les anciens, ainsi que nous le disions plus haut, ne brûlaient que les corps des
grands personnages ; leurs bûchers étaient
formés d'arbres entiers.

On a demandé, en France, à plusieurs reprises, la combustion des corps. Cette mesure
a été proposée notamment sous la Terreur, à
une époque où la guillotine fonctionnait si ac-
tivement qu'on ne savait plus où placer les
cadavres dont les émanations infectaient Paris. Voici, comment s'exprime, à ce sujet, l'his-
torien Michelet :

« Du 4 au 21 messidor (25 juin, 12 juillet 1794), une première fosse fut pleine. La
commune en fit creuser une seconde, une
troisième. Le mécontentement du faubourg

était extrême, et non sans cause. Le sang
inondant la place, on n'avait su d'autre re-
mède que de creuser un trou, grand d'une
toise en tous sens, où il tombait. Le terrain,
dur et argileux, n'absorbait rien ; tout se dé-
composait là. Affreuses s'étendaient au loin
les émanations. On couvrait ce trou de planes-
ches ; mais cela n'empêchait pas que tout ce
qui se trouvait sous le vent, de quelque côté
qu'il soufflât, ne sentit, à en vomir, cette
odeur de pourriture.

« ..... La situation du faubourg n'était pas
rassurante, en réalité. Il était entre trois cimetières, tous trois alarmants. Sainte-Mar-
guerite, regorgeant, il avait fallu enterrer à
Saint-Antoine ; et là, chaque lit de corps, n'a-
vait pas quatre pouces de terre. Pour Picpus,
où allaient les guillotinés, on n'en soutenait
pas la vue. L'argile repoussait tout, refusait
de rien cacher. Tout restait à la surface. La
putréfaction liquide surnageait et bouillon-
nait sous le soleil de juillet. La voirie qui fit
son rapport, n'osait répondre que la chaux

8.

absorbât cette odeur terrible. On couvrit les fosses de planches, et les corps étaient jetés par des trapes. On y jeta la chaux en masse ; mais on versa, maladroitement, tant d'eau à la fois, que l'état des choses empira encore.

« Le 29 messidor, on songeait, qui le croirait ? à quitter Picpus, à conduire les guillotinés à Saint-Antoine, jugé comble le 27.

« On trouva (1er thermidor) un terrain hors des barrières, sur la route de Saint-Mandé... Pour tout préparer, il fallait quelques jours ; mais quelque promptitude qu'on y mît, la guillotine allait si vite, que Picpus, comble et surchargé, fermentant de plus en plus, risquait de faire fuir tout le monde et chasser ses fossoyeurs.

« Un architecte imagina un monument pour la combustion des morts, qui aurait tout simplifié. Son plan était vraiment propre à saisir l'imagination. Représentez-vous un vaste portique circulaire à jour. D'un pilastre à l'autre, autant d'arcades, et sous chacune est une urne qui contient les cendres. Au centre, une grande pyramide, qui fume au sommet et aux quatre coins. Immense appareil chimique, qui, sans dégoût, sans horreur, abrégeant le procédé de la nature, eût pris une nation entière, au besoin, et de l'état maladif, orageux, souillé, qu'on appelle la vie, l'eût transmise, par la flamme pure, à l'état paisible du repos définitif. »

La guillotine ayant ralenti son œuvre, on n'adopta pas ce projet.

Beaucoup de personnes ont repoussé la crémation comme contraire aux mœurs actuelles. Les idées reçues sur les sujets de ce genre sont purement de convention, et il n'y a évidemment pas lieu d'en tenir compte. Étant donnés de nouveaux usages, il en résulterait de nouvelles idées. Si donc nous repoussons la crémation, c'est, ainsi que nous l'avons dit, parce que, dans l'état actuel de nos connaissances elle est tout à fait impraticable, et non parce qu'elle blesse tel ou tel sentiment imaginaire. Entre la perspective d'être dévoré par les flam-

mes et celle d'être mangé par les vers, il
nous semble que la première est encore pré-
férable.

La crémation étant impossible, il est nécessaire de recourir à d'autres moyens pour empêcher que les miasmes qui s'exhalent des
cadavres n'empoisonnent les vivants. Pour
neutraliser les miasmes qui se dégagent
des corps, il suffit de tapisser le fond des
bières d'une couche de charbon et de chlorure de chaux. Le charbon, dont la propriété absorbante est bien connue, absorbe-
rait les gaz qui se dégagent, et le chlorure
de chaux agirait comme désinfectant. Si ce
moyen peu dispendieux était adopté, aucun
miasme délétère ne se dégagerait des cimetières.

CHAPITRE XII

DES MOYENS PROPOSÉS POUR PRÉVENIR
LES INHUMATIONS PRÉMATURÉES.

L'Académie des sciences met au concours la question des inhumations prématurées. — Théories de M. Bouchut.— De la création, dans tous les cantons, de médecins vérificateurs des décès. — Inutilité de cette mesure. — Recherches entreprises par M. Josat sous les auspices du gouvernement. — Description des chambres mortuaires d'Allemagne. — Difficulté d'établir des chambres mortuaires partout.

En 1837, l'Académie des sciences mit au concours la question des morts apparentes et des moyens à employer pour prévenir les accidents qui en sont la suite.

M. Bouchut remporta le prix : il indiquait comme signe certain de la mort l'absence prolongée des battements du cœur à l'auscultation, et comme l'auscultation du cœur

ne peut être bien pratiquée que par un médecin, il proposait la création, dans les campagnes, de médecins vérificateurs des décès.
Suivant son calcul, la dépense annuelle se serait élevée à environ 6 millions, et encore en
ne donnant à chaque médecin que la modique
somme de 1,000 francs par an.

On comprend que personne ne songea à
mettre en pratique un système aussi coûteux;
on y songerait d'autant moins maintenant
qu'il a été reconnu que le signe de la mort
donné comme certain par M. Bouchut était
sans valeur.

L'absence des battements du cœur ainsi que
la plupart des signes de la mort ne peut, du
reste, être constatée qu'au moyen d'un examen
approfondi. Cet examen approfondi n'est presque jamais fait par ceux chargés de la vérification du décès. C'est avec raison que le docteur Kauffmann s'exprime de la façon suivante
au sujet des inspecteurs et des vérificateurs de
décès : « L'un et l'autre ne font que des visites
oiseuses, ne remplissent qu'une vaine forma-

lité ; l'un et l'autre croient avoir accompli leur tâche lorsqu'ils ont jeté un coup d'œil indifférent et rapide sur le cadavre. »

Le préfet de la Seine n'a pas hésité à exprimer publiquement la même opinion. Le 15 avril 1839 il crée un comité d'inspection pour la vérification des décès, parce que « *des doutes se sont élevés sur la manière dont se fait le service de la vérification des décès dans la ville de Paris.* » Dans une circulaire adressée le 25 juillet 1844 à MM. les maires des arrondissements de Paris, il dit : « *J'ai su que des médecins-vérificateurs se contentaient quelquefois de découvrir la face du décédé et de déclarer, sur les seuls indices qu'ils y découvraient, que la mort était réelle.* »

Si à Paris, sous les yeux de l'autorité, le service de la vérification des décès est fait d'une façon aussi imparfaite, qu'on juge de ce qu'il doit être en province. On frémit en pensant au nombre considérable d'inhumations prématurées qui doit être le résultat de cette coupable négligence.

Il y a une douzaine d'années, M. Josat entreprit, sous les auspices du gouvernement, une série de recherches sur le même sujet. L'ouvrage qui en résulta fut également couronné par l'Institut. Reconnaissant que la décomposition cadavérique est le seul signe certain de la mort, l'auteur en concluait qu'il faut conserver les cadavres jusqu'à l'apparition de ce signe, et proposait l'établissement, de chambres mortuaires, semblables à celles qui existent en Allemagne.

Afin de pouvoir apprécier l'utilité des chambres mortuaires, il importe de bien les connaître. Nous allons emprunter à M. Josat la description de la chambre mortuaire qui existe au cimetière de Francfort sur le Mein, et qu'il a visitée[1].

De chaque côté d'une vaste pièce, dite salle de veille, dans laquelle se trouve constamment un gardien, sont disposées huit ouvertures vitrées, correspondant à autant

1. Voyez, au sujet des chambres mortuaires, la note placée à la fin de ce volume.

de cellules destinées à recevoir les cadavres. Au-dessus de chaque ouverture, on voit un timbre, dit *timbre d'alarme*, communiquant avec l'intérieur de la cellule par une ouverture pratiquée dans la cloison ; il est mis en jeu par un poids relativement fort lourd, et qui n'est retenu que par une targette.

Dans la salle de veille se trouve un instrument, nommé *contrôleur*, qui sert à contrôler tous les instants de la vie du gardien veilleur. Cet appareil, est muni d'une manivelle sur laquelle il doit aller peser, de demi-heure en demi-heure. Sans cette précaution, l'appareil ne fonctionnerait plus, et la négligence du veilleur serait ainsi constatée.

Le gardien doit être constamment debout ; il ne se trouve dans la salle de veille ni lit, ni table, ni chaise, rien enfin qui puisse favoriser le repos.

Les cellules dans lesquelles on place les cadavres sont rectangulaires ; elles ont $1^m,65$ de large sur 4 de long et 6 de haut. Au milieu, est fixée une table de fonte, sur laquelle est placé le cercueil. Aux doigts du cadavre est fixée l'extrémité de la ficelle communiquant avec le timbre d'alarme.

Auprès des cellules est la chambre dite de vivification, munie de lits appropriés à leur destination et toujours prêts à servir. A côté, la pharmacie, approvisionnée de tout ce qui peut être nécessaire; la salle de bains, et enfin la cuisine.

Un médecin est attaché à l'établissement d'où il ne peut s'absenter que pour de très-graves raisons.

Ce n'est qu'à la demande expresse des familles que les sujets sont placés dans les cellules ; ils y restent jusqu'à ce qu'ils présentent des signes certains de décomposition, ce qui, généralement, a lieu au bout de trois jours. Le médecin donne alors avis à la famille du jour et de l'heure auxquels on procédera à l'inhumation définitive.

A Francfort, nous dit M. Josat., il est facultatif d'exposer dans l'établissement ou de garder dans la maison mortuaire la personne décédée. Mais, dans tous les cas, le défunt ne peut être enterré QU'APRÈS QUE LE MÉDECIN A DÉCLARÉ PAR ÉCRIT L'EXISTENCE DE LA DÉCOMPOSITION CADAVÉRIQUE. Grâce à cet usage, qui diffère complétement de ceux adoptés en France, les inhumations prématurées sont absolument impossibles en Allemagne.

Un grand nombre de villes allemandes, Heidelberg, Mannheim, Carlsruhe, Mayence, Berlin, etc., ont des établissements dans le genre de celui de Francfort.

A Mayence et à Berlin, l'exposition est obligatoire.

A Vienne, il n'y a pas de salles mortuaires; mais on ne procède à l'enterrement que soixante-douze heures après le décès.

Les chambres mortuaires nous paraissent une institution excellente pour empêcher les inhumations prématurées; malheureusement les dépenses considérables (locaux spéciaux; surveillants, gardiens, etc.) qu'exigent leur établissement s'opposent à ce qu'elles puissen être adoptées dans les petites localités.

CHAPITRE XIII

DISCUSSION DU SÉNAT SUR LES MOYENS PROPOSÉS POUR PRÉVENIR LES INHUMATIONS PRÉMATURÉES.

———

Discussion des pétitions adressées au Sénat sur la législation relative aux décès. — *Séance du 28 février 1866.* — Rapport de M. de la Guérounière. — M. de Barral appuie le renvoi au ministre d'une pétition signalant le danger des inhumations prématurées. — Faits d'inhumations prématurées cités par Mgr Donnet. — Observations de MM. Tourangin et Hubert-Delisle. — Les garanties de la loi actuelle leur paraissent insuffisantes. — Le Sénat adopte le renvoi de la pétition au ministre. — *Séance du 5 mai 1866.* — Nouvelle discussion à propos de quelques pétitions concernant le danger des inhumations prématurées. — Résumé de ces discussions.

Après avoir fait connaître l'opinion des corps savants sur la nécessité de modifier les lois et les règlements relatifs aux décès, nous allons exposer les théories professées par les législateurs. A plusieurs reprises, la question

des inhumations prématurées a été portée devant le Sénat. Cette année même elle a donné
lieu à de longues discussions. En voici le
résumé :

Séance du 28 février 1866.

M. LE VICOMTE DE LA GUÉRONNIÈRE. Messieurs les sénateurs, le sieur de Cournol, à
Moulins (Allier), signale le danger des inhumations précipitées, et propose les mesures
qu'il croit nécessaires pour prévenir de terribles méprises.

Il demande que le délai de vingt-quatre
heures qui doit séparer le décès de l'inhumation soit doublé ; que dans chaque sacristie
soit déposé un appareil électrique de Rhum-
koff, dont le maniement serait enseigné aux
curés et aux desservants des succursales, et
qui servirait à soumettre le défunt, avant sa.
translation au cimetière, à la dernière et puissante épreuve des commotions électriques.
Enfin il désire que l'on supprime le couvercle

solide des cercueils, et qu'il soit remplacé par une toile, que l'on relèverait au moment de l'ensevelissement, pour constater une dernière fois qu'aucun signe vital ne s'est manifesté chez le défunt, et qui permettrait à l'air de se renouveler autour de lui, au cas où sa mort ne serait qu'apparente et où il se réveillerait d'un sommeil léthargique.

La première des mesures proposées par le pétitionnaire doit être écartée comme préjudiciable à la santé publique. Du reste, lorsqu'une mort éveille les doutes de la science, ou que pour toute autre motif la famille du défunt sollicite la prolongation du délai de vingt-quatre heures, sa demande n'est jamais repoussée. Cette garantie que réclame le pétitionnaire existe donc, non pas comme règle générale, il est vrai ; comme exception. Mais serait-il sage de vouloir autre chose qu'une exception qui fait droit à toutes les demandes sérieuses, tandis que la règle générale créerait un principe permanent d'insalubrité ? C'est dans ce cas qu'il faut, il nous semble,

maintenir cette loi d'équité sociale, qui veut
que l'intérêt de tous ne soit pas dominé par
les intérêts individuels et privés.

Le pétitionnaire va au-devant de cette ob-
jection que fait naître le soin de la santé publique. Il propose, pour atténuer le danger, de
créer dans chaque commune un caveau commun où seraient déposés les morts en attendant que l'expiration des délais permît de les
inhumer. Il n'y a sans doute pas lieu de s'arrêter à un semblable projet. Il est contraire à
nos mœurs ; son application ferait violence
aux sentiments d'affection et de respect que
chacun de nous éprouve pour les morts qu'il
pleure. Notre cœur en repousse la pensée,
avant que notre raison en puisse apprécier la
valeur pratique. Qui voudrait se séparer de
ceux qu'il a aimés autrement que pour les ac-
compagner à l'église, où la prière du prêtre
appelle sur eux la clémence de Dieu, et les
suivre jusqu'au bord de la fosse qui va recevoir leurs chères dépouilles. Ce caveau commun serait aussi un caveau public ; la cu-

riosité indifférente pourrait y troubler le recueillement des deuils de famille. Il faut savoir respecter la pudeur des larmes [1], les grandes douleurs ont besoin de solitude.

Quant aux épreuves électriques que l'on vous demande d'élever à la hauteur d'une institution, nous ne pensons pas qu'elles doivent être une nouvelle occasion de sacrifier à ce besoin de réglementation immodéré que l'on a si souvent reproché à notre esprit national. Le soin de les appliquer ne peut-il être laissé à l'initiative privée? Si leur emploi reste dans certains cas comme un dernier espoir, un dernier recours contre la mort, les familles ne sont-elles pas les premières à le réclamer, en supposant, ce que nous ne saurions cependant admettre, que les hommes de l'art n'aient pas été les premiers à le proposer? . . . .

1. Nous demanderons à l'honorable sénateur si, par hasard, il supposerait que les Allemands, qui ont adopté les chambres mortuaires, n'ont pas de pudeur. S'exposer à enterrer un individu vivant pour « respecter la pudeur des larmes » serait une susceptibilité bien mal placée.

Nous arrivons à présent à la troisième proposition du pétitionnaire, celle qui est relative à la suppression des couvercles massifs des cercueils. Nous n'y arrêterons pas longtemps l'attention du Sénat. Il s'agit là d'un usage particulier à notre pays ; bon ou mauvais, il a certainement son origine dans un sentiment de piété et de respect pour les morts ; et, dans tous les cas, nous ne vous proposerons pas de le réformer. Les usages sont l'œuvre du temps et des mœurs [1]. . . . .

Des pétitions tendant au même but que celle qui vous est soumise aujourd'hui vous ont déjà été adressées. Vous avez, dans la séance du 2 mai de votre session de 1863, sur le rapport de notre honorable collègue, M. Le Roy de Saint-Arnaud, prononcé le renvoi de deux d'entre elles à M. le ministre de l'intérieur. Ce renvoi donna lieu à une circulaire datée du 2 septembre de la même année, qui recom-

---

1. C'est vrai, mais lorsque le temps et les mœurs ont démontré qu'ils sont mauvais, on doit les modifier.

mandait aux préfets de veiller « à la stricte
exécution de l'article 77 du Code Napoléon. »
Le Gouvernement, comme le Sénat, pensait
que la rigoureuse observation de cet article
offrait les plus sûres garanties.

M. LE VICOMTE DE BARRAL. Messieurs, le pétitionnaire signale au Sénat le danger des inhumations précipitées, indique les moyens de
les prévenir, et prétend qu'il y va du repos
des familles.

La commission conteste ce danger, n'admet
pas qu'il y ait lieu de modifier les mesures
réglementaires des inhumations, et propose
l'ordre du jour.

Je ne partage pas cet optimisme, ne fût-ce
que par ce motif, que *les précautions réclamées
sont prises depuis très-longtemps dans plusieurs
pays, et notamment en Suisse et dans une partie de l'Allemagne.* Cette question, d'ailleurs,
n'est pas nouvelle en France. Dès l'année 1832,
le Gouvernement s'en préoccupa. Une enquête
fut ordonnée; le docteur Josat, un lauréat de
l'Institut, présenta son rapport, dont les con-

clusions furent, en résumé, qu'il y avait quelque chose à faire pour rassurer de très-justes alarmes ; et cependant on ne fit rien. On ajourna, parce que la politique devint alors l'unique affaire. Depuis ce temps, *les réclamations n'ont pas cesse, et c'est de leur persistance même que je m'autorise pour appuyer le nouvel appel fait à la sollicitude du Gouvernement impérial, en demandant que l'enquête interrompue en* 1832 *soit reprise et continuée jusqu'à solution,* sans pour cela rien préjuger sur son résultat. C'est par ces considérations que j'ai l'honneur de proposer au Sénat le renvoi de la pétition au ministre de l'intérieur. (Appuyé ! appuyé !)

S. ÉM. LE CARDINAL DONNET. Messieurs les sénateurs, plusieurs pétitions du genre de celle de M. de Cournol, de Moulins, ont été placées sous les yeux du Sénat ; mais j'ai toujours été retenu dans mon diocèse au moment où le rapport en a été fait. Je me suis convaincu par la lecture des comptes rendus, qu'elles avaient été l'objet de sérieuses discussions, mais qu'on n'en avait pas moins passé à l'ordre du jour. C'est la demande que formule encore en ce moment votre commission par l'organe de l'honorable vicomte de la Guéronnière. Vous ne me saurez pas mauvais gré, messieurs, de combattre cet ordre du jour et de demander instamment le renvoi à M. le ministre de l'intérieur, de la pétition qui signale le danger des inhumations précipitées et indique les moyens à l'aide desquels il serait possible de parer à ces dangers.

L'honorable sénateur démontre ensuite par des faits que nous avons rapportés dans le chapitre consacré aux observations d'inhumations prématurées, la nécessité de modifier la législation sur les décès. Il conclut en demandant le renvoi de la pétition de M. de Cournol, au ministre de l'intérieur.

M. LE RAPPORTEUR. Si le Sénat veut voter le renvoi.... (Oui ! oui !)

M. SUIN. Le renvoi ne peut nuire à personne.

M. LE PRÉSIDENT DE ROYER. Le rapporteur a demandé à faire quelques observations.

M. LE PRÉSIDENT. Monsieur de la Guéronnière, vous avez la parole.

M. LE VICOMTE DE LA GUÉRONNIÈRE, *rapporteur*. Je crois, messieurs, devoir justifier les
conclusions de la commission, qui, dans un
pareil sujet, ne s'est prononcée qu'après un
sérieux examen. Assurément, les observations
présentées par nos honorables collègues ont
un intérêt que je suis très-loin de méconnaî-
tre. Je rends surtout hommage à la pensée gé-
néreuse et chrétienne qui a inspiré notre vénérable collègue, Mgr le cardinal Donnet, et
je ne saurais me défendre de l'émotion que
vous avez tous ressentie au récit des faits douloureux qu'il a cités.

Mais, messieurs, permettez-moi de m'isoler
de ces lugubres souvenirs et de discuter aussi
froidement que je le pourrai une question
aussi émouvante. Aux inquiétudes de mes honorables collègues, je dois opposer la loi, et
ensuite la pratique administrative.

M. TOURANGIN. Je demande la parole.

M. LE RAPPORTEUR. La loi, vous la connaissez; l'article 77 du code Napoléon a prescrit un ensemble de précautions qui satisfont aussi complétement que possible à tous les devoirs de la prudence.

D'abord, l'inhumation ne peut s'accomplir sans l'autorisation d'un officier de l'état civil. Cette autorisation est donnée sur papier blanc et sans frais, afin qu'elle ne puisse jamais être onéreuse pour les familles pauvres; enfin on ne procède à l'inhumation que vingt-quatre heures après le décès.

M. Hubert-Delisle. Je demande la parole.

M. le rapporteur. Voilà ce que prescrit l'article 77 du Code Napoléon.

M. Amédée Thayer. *On ne l'exécute jamais.*

M. le rapporteur. Certainement il peut y avoir des négligences; il y en a dans toutes les choses humaines, il y en a dans l'accomplissement des devoirs les plus graves; il y a eu peut-être aussi de ces malheurs terribles et de ces scènes douloureuses que Mgr l'archevêque de Bordeaux vous décrivait tout à l'heure avec une émotion que vous avez tous partagée.

Mais ce n'est pas la première fois que le Sénat est saisi de cette question ; son attention a déjà été appelée sur ce sujet ; des pétitions lui ont été soumises. Qu'est-il arrivé ? En 1863, sur le rapport de l'honorable M. Le Roy de Saint-Arnaud, le Sénat a prononcé le renvoi à M. le ministre de l'intérieur. Quel a été le résultat de ce renvoi ? M. le ministre de l'intérieur a adressé aux préfets de l'Empire une circulaire pour exciter leur vigilance et pour leur recommander de la façon la plus énergique l'exécution stricte et rigoureuse de l'article 77 du Code Napoléon.

Ainsi tout ce que la prudence conseille, tout ce que l'humanité exige, se trouve tout à la fois dans la loi et dans la pratique administrative.

Et le Sénat l'a si bien compris, qu'en 1865, la question lui revenant, il a prononcé l'ordre du jour sur une pétition de même nature dont le rapport lui était présenté par l'honorable M. de Saint-Germain.

Mais ce n'est pas tout encore : s'il y a des négligences, elles sont punies. L'article 258 du Code pénal frappe d'un emprisonnement de six mois à deux ans le fait d'avoir inhumé sans autorisation préalable de l'officier de l'état civil.. . . . .

M. Tourangin. *Je crois qu'il est impossible de nier que, sous l'empire de la législation actuelle, il n'y ait pas eu des inhumations prématurées. Des faits nombreux ont été constatés.* Je ne veux en citer qu'un, et je le prendrai dans la classe de la société qui a le plus de respect pour ses morts. Une jeune femme était très-malade; le médecin de la famille la croit morte, cependant il fait appeler trois autres honorables médecins pour constater le décès. On fait les expériences les plus énergiques, les plus cruelles, pour s'assurer si la mort apparente était réelle. Enfin, au bout de plus de trente heures, aucun signe de vie n'apparaissant après ces épreuves, on décide que la morte sera mise dans le cercueil. Une sœur se jette aux genoux des médecins, et avec insistance supplie qu'on lui laisse sa sœur encore quelques heures. Au bout de quelques heures, la prétendue morte était vivante ; elle a été soignée pendant trois mois pour les plaies qu'on lui avait faites aux jambes et à différentes autres parties du corps pour constater sa mort. Je cite un fait, et il y en a bien d'autres connus, et beaucoup d'inconnus, malheureusement. Si des faits semblables peuvent avoir lieu sous la législation existante, est-ce que le Sénat peut se montrer indifférent et voter purement et simplement l'ordre du jour, au lieu de renvoyer la pétition au Gouvernement, comme il l'a déjà fait dans d'autres circonstances?

A présent, j'ai très-peu de choses à ajouter ; si des faits de cette nature se produisent quand la loi est exécutée, que doit-il arriver quand elle ne l'est pas?

Oui, la loi est exécutée dans une certaine partie de la société. On y garde les morts plus de vingt-quatre heures en général, au moins vingt-quatre heures ; mais, dans la masse de la population, que fait-on ? Sans doute l'officier de l'état civil est obligé de donner un permis d'enterrement... Mais savez-vous ce qui arrive, messieurs ? On fait une déclaration du décès à l'officier de l'état civil... mais dans les campagnes, — car je parle des campagnes, et c'est là où sont les habitants les plus nombreux, — pour ces pauvres gens qui sont obligés de vivre, de manger, de coucher avec le mort dans la même chambre, croyez-vous que, malgré leur piété, cette compagnie ne soit pas très-pénible et très-incommode ? Oui, ils vont quelquefois déclarer que le décès a eu lieu à telle heure, tandis qu'il n'est arrivé que cinq ou six heures après. (C'est vrai ! c'est vrai !) On dit : Mais les hommes de l'art ?.... Oui, dans vos familles, le médecin de confiance est là ; il ne se contente pas de son propre témoignage, il appelle ses confrères, c'est vrai ; mais dans les campagnes beaucoup de gens meurent sans les secours des hommes de l'art.

(Marques d'assentiment.) Quand l'homme de l'art, appelé une fois ou deux, apprend, chemin faisant, que son malade est mort, il tourne bride et s'en va.

Donc, *pour la plus grande majorité des citoyens, les garanties de la loi n'existent pas efficacement.*

Il y a un autre danger très-réel qu'il faut encore signaler, et qui mérite de fixer votre attention. Dans les hôtels garnis, croyez-vous que le voyageur ait des garanties? Il y a des faits, messieurs, que l'on ne peut pas nier : dans ces établissements, on fait tout au monde pour faire enlever le plus promptement possible le corps du malheureux voyageur qui est mort; et comme il n'a ni parents, ni amis, ni connaissances, malgré la vigilance des médecins chargés de vérifier les décès, on parvient à le faire inhumer très-rapidement. On ne le garde pas 24 heures. Il est douteux d'ailleurs que 24 heures soient un délai suffisant. Peut-être faudrait-il un terme plus long, avec la faculté qu'on a aujourd'hui, quand il y a danger pour la salubrité publique, de diminuer le délai.

Enfin, sous tous ces rapports, par toutes ces considérations, et par un sentiment que je crois compris par tout le monde ici, je demande quel inconvénient il y a à appeler la sollicitude du Gouvernement sur une question qui intéresse d'aussi près tous les citoyens. J'appuie donc le renvoi qui a été proposé.

Un grand nombre de sénateurs. Très-bien ! très-bien ! — Appuyé. — Aux voix ! aux voix !

M. le président de Royer prend la parole pour combattre le renvoi. M. Hubert-Delisle s'exprime ensuite de la façon suivante :

Messieurs les Sénateurs, je n'ai qu'un mot à dire, car je pressens quelle sera la décision du Sénat. Il y a de ces questions tellement graves et qui intéressent d'une manière si directe les sentiments d'humanité, que franchement on ne peut craindre d'importuner les ministres en leur citant des faits nouveaux et des plus douloureux.

Je dis plus, M. de Royer vient de fournir

l'argument le plus décisif pour un renvoi :
c'est que cette question est toujours à l'ordre
du jour en France; elle préoccupait en 1846,
en 1832; elle l'a été également en 1860, en
1862, en 1864. C'est une raison de plus pour
s'en occuper. (Adhésion.)

Vous venez d'entendre un ancien préfet qui
vous l'a dit, et, permettez-moi aussi de le dire,
il est matériellement positif que non-seulement il n'y a pas toujours ces investigations,
ces explorations qui peuvent laisser une confiance entière sur la réalité de la mort, mais
qu'on voit encore assez souvent des inhumations faites avant les vingt-quatre heures, et
cela, pourquoi? Par les raisons données par
M. Tourangin. Il y a ensuite un autre motif
dont on peut se rendre compte, lorsqu'on ha-
bite les régions méridionales surtout.

Dans ces régions, les demeures ne sont pas
toujours en rapport, par leur étendue, avec
l'élévation de l'atmosphère, et si un jour on
voulait examiner avec sollicitude une question
digne d'intérêt, et qu'il se présentât une péti-

tion à ce sujet, vous feriez bien de l'accepter, afin de savoir s'il n'y aurait pas quelque chose à faire sur les questions de salubrité. Cette recherche, dans plusieurs endroits, éclairerait le Gouvernement, et l'humanité y trouverait son compte.

Eh bien! dans ces logements si réduits, si limités du pauvre, on sent la nécessité de faire de prompts enterrements, et, quelquefois, se produisent les faits dont on vous a parlé. On craint, pardonnez-moi le mot, une trop prompte putréfaction. On se pourvoit alors d'une autorisation pour l'inhumation, et cette autorisation est parfois accordée sans inspection. Les ministres font ce qu'ils peuvent, les autorités locales aussi; mais il y a des obstacles tellement grands, soit dans les campagnes où les distances sont considérables, soit dans les grandes villes où la population est entassée, qu'on ne saurait trop appeler sur ce sujet l'attention du Gouvernement.

N'avez-vous pas, dernièrement, entendu parler d'une mort arrivée dans un des hôtels

de Paris? Il est très-naturel qu'on ne laisse
pas un cadavre à côté des voyageurs, on désire donc l'inhumation, et, dans cette circonstance, on alla même jusqu'à dire qu'on de-
manderait une indemnité à la famille. La loi
doit donc être souvent rappelée si l'on veut sa
sincère exécution.

Vous le voyez, messieurs, il peut y avoir
dans un grand centre de population, où il se
trouve des milliers et des centaines de milliers
de personnes, comme aussi au fond des campagnes où l'on est complétement isolé, il peut
y avoir des abus. Il y a des précautions à
prendre. Par le renvoi de la pétition au ministre, il sera mis sur la voie de précautions
plus efficaces encore, et fera ce qu'il pourra,
en Gouvernement bienveillant, actif.

Un fait m'a beaucoup frappé ; il n'a pas eu
lieu en France, il est vrai, mais n'en est pas
moins un enseignement. En découvrant les
tombes d'un ancien cimetière, on a trouvé
une quantité assez notable de corps dont les
contorsions et les efforts avaient brisé les

membres et révélaient une effrayante tor-
ture.....

On dit qu'en France c'est rare, ce sont des
exceptions; que cela s'est passé il y a quarante
ans!... Qu'en savons-nous?... Qui peut dire
ce qu'on peut appréhender au juste?...

M. LE PREMIER PRÉSIDENT DE ROYER. Alors
vous adoptez la salle des morts.

M. HUBERT-DELISLE. Laissez donc prendre
toutes les précautions que l'humanité exige.
Le Sénat encouragera le Gouvernement dans
cette voie, et le Gouvernement n'y sera peut-
être pas opposé, tant s'en faut. Je suis per-
suadé que de grand cœur il acceptera le renvoi, et qu'il l'aurait accepté plus tôt s'il avait
entendu la discussion qui a eu lieu aujour-
d'hui.

Par ces considérations, je demande que
l'ordre du jour soit écarté et le renvoi adopté.
(Assentiment.)

M. LE VICOMTE DE BARRAL. Il y a des faits non
moins déplorables que ceux qu'a cités tout à
l'heure notre honorable collègue, M. Tou-

rangin, et qui sont à ma connaissance per-
sonnelle. L'un de ces faits s'est passé dans
l'Indre, l'autre dans l'Isère. Dans l'Indre, une
malheureuse fille, une institutrice, est enterrée. La fosse était voisine de la cure. Au milieu
de la nuit, on entend des cris lamentables ; on
la déterre, elle expire lorsque la fosse est ouverte ; mais elle avait été enterrée vivante.

Dans le département de l'Isère, c'est à Voi-
ron que la scène se passe, un charpentier, que
j'ai employé, avait été mis vivant dans la fosse ;
mais il s'est réveillé de sa léthargie avant qu'on
l'eût recouvert.

On a objecté contre le renvoi que le Sénat
avait passé à l'ordre du jour sur des pétitions
analogues. Je ne crois pas qu'il soit interdit
d'en appeler du Sénat au Sénat; je ne pense
pas que nous soyons obligés de croire à l'infaillibilité du Sénat.

Je persiste donc, et, je l'espère, avec la
grande majorité, à demander le renvoi de la
pétition au Gouvernement. (Appuyé, appuyé.)

M. Ernest Leroy présente quelques observations après lesquelles le président met aux voix l'ordre du jour proposé par la Commission.

L'ordre du jour n'est pas adopté. Le Sénat adopte le renvoi au ministère de l'intérieur.

———

Nous voyons par ce qui précède que la majorité du Sénat est profondément convaincue de la nécessité de modifier la législation sur les décès.

Le 5 mai de la même année, une nouvelle discussion a eu lieu sur cette question. En voici le résumé :

Séance du 5 mai 1866.

Le rapporteur.—(Pétitions 493, 494, 518 et 539). — Chacune de ces quatre pétitions est l'expression de la même pensée et arrive aux mêmes conclusions par des voies à peu près identiques. — Votre commission demande au Sénat la permission de les réunir dans un même rapport, tout en empruntant à chacune ce qui peut la distinguer et la recommander plus particulièrement à votre attention.

Ces quatre pétitions traitent la question des inhumations précipitées.

La première, n° 493, émanant de M. Reymond, médecin à Paris, émet le vœu que, pour prévenir les dangers d'inhumations précipitées, la visite des corps ait lieu seulement quinze heures après le décès présumé.

Elle demande, en outre, qu'il soit toujours sursis à l'inhumation jusqu'à ce que les phénomènes probants de l'état cadavérique se soient caractérisés.

La deuxième, n° 494, de M. Bégué, à Sancy (Seine-et-Marne), signale les conséquences graves qu'entraîne dans les campagnes l'absence de contrôle des déclarations faites pour le décès à l'officier de l'état civil.

La troisième, n° 518, présentée par M. Josat, médecin inspecteur de la vérification des décès à Paris, reproduit les conclusions du rapport présenté par lui en 1846, à la suite d'une mission qui lui aurait été confiée pour étudier en Allemagne la question des inhumations précipitées. Il pense que le moyen de prévenir ces malheurs serait de faire constater d'une façon rigoureuse tous les décès par les médecins.

Enfin, la quatrième, n° 539, émane de M. Dumoutier, demeurant à Elbeuf (Seine-Inférieure). Le pétitionnaire est inventeur d'un appareil électrique d'appel de secours après sépulture dans le cas de léthargie.

Déjà, messieurs, cette question si grave a été plus d'une fois apportée au Sénat, dont elle a toujours justement éveillé les plus vives sollicitudes.

En 1863, dans votre séance du 21 février, vous vous souvenez du méritant rapport fait par notre honorable secrétaire, aujourd'hui M. Ferdinand Barrot. — M. Tourangin, M. Amédée Thayer prirent part à cette discussion, et si l'ordre du jour fut alors prononcé, ce n'était pas à la pétition dans son énoncé que s'appliquait votre décision, mais bien plutôt aux moyens et aux inspirations de l'auteur de cette pétition, qui ne demandait

10.

rien moins que de revenir à l'antique usage de la combustion des corps.

Plus tard, dans votre séance du 2 mai de la même année, sur un rapport de notre honorable collègue M. Le Roy de Saint-Arnaud, vous avez renvoyé au ministre de l'intérieur deux pétitions ayant un même objet, le danger des inhumations précipitées.

Vous savez, messieurs, que le département de l'intérieur a répondu au vœu exprimé par le Sénat, en invitant tous les préfets à éveiller très-particulièrement l'attention des maires sur leur devoir d'observer strictement les formalités prescrites par le Code Napoléon en vue d'assurer la sincérité des déclarations de décès.

Malgré cette satisfaction donnée, vous avez vu, messieurs, dans votre séance du 27 février dernier, apparaître deux nouvelles pétitions sur le même objet, pétitions dont M. le vicomte de la Guéronnière fut le rapporteur. Vous vous rappelez, messieurs, ce que cette question provoqua d'émotions dans le Sénat, et les éloquentes inspirations qu'elle suggéra à plusieurs de nos honorables collègues. Vous êtes encore sous l'impression des paroles de Son Em. Mgr le cardinal Donnet, et vous savez que c'est à la presque unanimité que vous avez renvoyé les deux pétitions au ministre de l'intérieur.

Aujourd'hui, messieurs, les pétitions dont j'ai eu l'honneur de vous présenter une analyse succincte, bien qu'elles ne présentent au fond aucune idée neuve, aucun moyen particulier, ont cependant paru à votre commission comme pouvant être jointes au faisceau des renseignements qui se concentrent autour de la question des inhumations précipitées et de la vérification des décès sur laquelle vous avez appelé l'attention du Gouvernement. En conséquence, je suis chargé, messieurs les sénateurs, de vous proposer pour les pétitions n° 493, n° 494, n° 518 et n° 539, le renvoi à M. le ministre de l'intérieur.

M. Tourangin présente quelques observations au Sénat et lui donne connaissance d'un fait d'inhumation prématurée que nous avons déjà rapporté.

Ce fait, messieurs, ajoute l'honorable sénateur est d'une extrême gravité; c'était un état de léthargie qui s'est prolongé longtemps encore après la découverte qu'on avait faite que la prétendue morte était vivante.

Vous comprenez que si l'on n'eût pas attendu au dernier instant, au moment où l'on était à l'église pour ensevelir la morte, elle aurait été inhumée vivante.

Eh bien! ceci conduit naturellement à dire que dans les campagnes, tous ceux qui sont atteints de léthargie sont enterrés vivants. (Réclamations.)

Je vous demande pardon. Comme la léthargie dure 30, 40, 50 heures et même au-delà quelquefois, et comme dans les campagnes jamais on ne dépasse le délai de 24 heures, et que souvent on reste en deçà, on peut en conclure que *toujours ou presque toujours dans les campagnes ceux qui tombent en léthargie sont enterrés vivants.* . . . .

M. LE PRÉSIDENT. Il n'y a pas d'autres observations?..... Je mets aux voix le renvoi au
ministre de l'intérieur proposé par la commission. — Le renvoi est ordonné.

———

Tous les moyens proposés au Sénat par les
pétitionnaires pour parer au danger des inhumations prématurées, reviennent, au fond,
à prolonger le délai qui sépare le décès de
l'inhumation, et, par suite, à établir des
chambres mortuaires pour conserver les corps
jusqu'à l'apparition des premiers symptômes
de décomposition cadavérique. Les chambres
mortuaires, avons-nous dit, sont un moyen
excellent pour prévenir les inhumations prématurées. Mais leur établissement et leur sur-
veillance exigeraient trop de frais pour qu'elles
puissent être adoptées dans les petites localités,
où elles seraient cependant le plus nécessaires,
en raison du peu de soin qu'on y apporte à
faire vérifier les décès.

Il est absolument nécessaire, cependant, de

trouver le moyen d'empêcher qu'un individu revenant à la vie au fond d'une fosse de cimetière, en soit réduit à mourir dans les plus épouvantables tortures. Nous allons démontrer qu'il existe des procédés très-simples pour arriver, sans aucune dépense, à ce résultat.

CHAPITRE XIV

DES MESURES A ADOPTER POUR PRÉVENIR LES INHUMATIONS PRÉMATURÉES.

———

Nécessité de modifier la législation relative aux décès. — Opinion de l'Académie des sciences sur cette question. — Enquête ordonnée par le gouvernement. — Doctrines professées au Sénat. — Accueil fait aux pétitions signalant le danger des inhumations prématurées. — Comment il faut envisager la question. — Mesures à adopter : 1° pour les grandes villes; — 2° pour les petites localités et les campagnes. — Réponse aux objections.

Nous avons démontré, dans les chapitres précédents, qu'on ne connaissait aucun signe *immédiat* de la mort ayant quelque valeur; qu'un seul signe *éloigné*, la décomposition cadavérique, pouvait être considéré comme certain, et que sous l'empire de la législation actuelle, les individus enterrés vivants étaient nombreux.

La nécessité de modifier profondément notre législation sur les décès est urgente. Cette urgence est démontrée par les réclamations qui se produisent chaque jour au sein des grands corps savants et politiques.

L'Académie des sciences a mis au concours la question des inhumations prématurées. Des mesures ont été proposées; elles ont été approuvées par cette savante assemblée; mais elles n'ont reçu aucun commencement d'exécution.

Le gouvernement a chargé, il y a vingt ans, un médecin de rechercher les moyens à employer pour prévenir les inhumations prématurées. Ce travail a été fait; il a été approuvé par l'Institut. Mais aucune des mesures proposées par l'auteur n'a été adoptée.

Au Sénat, Mgr Donnet faisait entendre, il y a quelques mois, ces paroles : « J'ai acquis la conviction, par des faits incontestables, que les victimes des inhumations prématurées sont plus nombreuses qu'on ne le pense com-

munément. » L'honorable prélat racontait ensuite comment lui-même avait failli être enterré vivant, et d'autres sénateurs citaient des
faits du même genre et proclamaient que les
garanties de la loi sont insuffisantes. Un membre de l'illustre assemblée allait même jusqu'à
dire que « dans les campagnes tous ceux qui
tombent en léthargie sont enterrés vivants ; »
et, à deux reprises différentes, le Sénat tout
entier votait le renvoi au gouvernement des
nombreuses pétitions signalant les inconvénients des lois actuelles.

A l'étranger, notre législation passe pour
barbare, et barbare à ce point que beaucoup
d'individus n'osent pas venir en France de
peur d'y tomber malades et d'y être enterrés
vivants [1].

La nécessité de modifier la législation relative aux décès est donc bien démontrée. Les
corps savants et politique, le public, tout le

[1]. M. Josat le dit dans son ouvrage, et beaucoup
d'Allemands nous ont répété que cette crainte était
très-répandue chez leurs compatriotes.

monde enfin, réclame des modifications, et nous croyons savoir que le gouvernement cherche, de son côté, quelles sont les mesures à prendre pour donner satisfaction à de si légitimes réclamations. Si les moyens proposés jusqu'à présent n'ont pas été adoptés; c'est sans doute parce qu'ils ont paru impraticables.

Dans l'état actuel de la science, le seul signe certain de la mort étant la décomposition cadavérique, tous les règlements doivent avoir pour base la conservation des corps jusqu'à la manifestation de ce phénomène.

Conserver sans-gêne pour personne, et sans danger pour la santé publique, les corps jusqu'au moment où ils commencent à se décomposer, c'est-à-dire pendant trois jours environ, tel est donc le problème à résoudre.

Voici les mesures dont nous proposons l'adoption :

1° *Pour les grandes villes*. Adopter purement et simplement les chambres mortuaires; telles qu'elles existent en Allemagne. Dans un coin de chaque cimetière se trouverait une

salle où on déposerait les cadavres jusqu'à
l'apparition des premiers phénomènes de la
décomposition [1].

On a fait valoir au Sénat, contre les chambres mortuaires, des raisons de pudeur, de
sensibilité, etc., qui tombent devant ce fait,
que dans la plus grande partie de la confédé-
ration germanique elles sont adoptées sans
que personne ait songé à s'en plaindre.

2° *Pour les petites villes et les campagnes.*
L'établissement d'une salle spéciale, destinée
à conserver les morts, exige une série de dépenses que les grandes villes peuvent suppor-
ter facilement, mais qui seraient au-dessus
des ressources des petites villes et des campagnes.

Les mesures que nous allons proposer pour

1. Ainsi que nous l'avons dit précédemment, dans
la très-grande majorité des cas, les premiers phénomènes de décomposition apparaissent dans les soixante-
douze heures qui suivent la mort réelle. La peau de
l'abdomen commence à se nuancer en blanc mat au
voisinage des aines; puis successivement en gris-bleu,
vert-noir; la coloration envahit bientôt tout le ventre,
en marchant de la périphérie au centre.

les petites localités valent certainement moins que la précédente ; mais elles présentent l'immense avantage d'être extrèmement simples, de ne coûter absolument rien, et d'éviter à tout le monde l'effroyable perspective de se réveiller au fond d'un cercueil sans pouvoir en sortir.

Voici ces mesures.

Établir comme règlement : 1° *que les bières ne seront jamais fermées, mais simplement recouvertes d'un voile;* 2° *que la fosse dans laquelle elles seront déposées ne sera comblée qu'au bout de huit jours, et recouverte, en attendant ce moment, d'une plaque légère de tôle ou de bois* [1].

Ces moyens sont simples et ils ont déjà reçu la sanction de l'expérience. Chez les Tartares, les morts sont enterrés dans des fosses peu profondes, la tête découverte, et leurs amis

---

1. Pour que le mort supposé puisse sortir de la fosse dans le cas où il reviendrait à la vie, il serait nécessaire qu'elle fût peu profonde, ou que sans rien changer aux dimensions ordinaires, on déposât simplement une petite échelle au pied de chaque cercueil.

et parents les viennent visiter plusieurs jours de suite pour s'assurer de leur mort. Ils ne cessent cette visite et ne recouvrent la fosse que lorsque la décomposition a commencé, et que, par suite, il n'y a plus de doute sur la réalité de la mort [1].

La mesure que nous proposons a paru bizarre à quelques personnes. Un individu qui reviendrait à la vie dans une fosse de cimetière éprouverait des sensations médiocrement agréables, nous a-t-on dit. C'est juste ; mais, peut-on comparer ces sensations à celles qu'il éprouverait en sentant sur sa tête un couvercle cloué, et ayant la perspective de succomber dans d'atroces tortures ?

On nous a dit encore : la mesure que vous conseillez est contraire à nos usages, elle n'est pas dans nos mœurs et blesserait de légitimes susceptibilités. On a fait valoir enfin contre elle des arguments de même nature que ceux qu'on a opposés au Sénat à l'adoption

1. Josat.

des chambres mortuaires. Ce sont des raisons
de ce genre qu'on oppose généralement en
France aux idées nouvelles. Presque tous les
peuples de l'Europe ont modifié leur législation relative aux décès, et nous avons conservé nos vieux règlements. Qu'on indique
une mesure d'une adoption plus facile que la
nôtre, nous serons les premiers à la recommander. En attendant, nous croyons bonne
celle que nous proposons. Son résultat final est
d'éviter à tout le monde l'horrible perspective
de se réveiller au fond d'un cercueil sans
pouvoir en sortir, et ne servirait-elle qu'à
rassurer la foule très-nombreuse des individus qui craignent d'être enterrés vivants,
pour ce seul motif, elle mériterait d'être
adoptée.

INDEX DES PRINCIPAUX OUVRAGES

PUBLIÉS

SUR LA MORT APPARENTE ET SUR LES INHUMATIONS
PRÉMATURÉES.

Notre intention première était de donner la
liste complète de tous les ouvrages, publiés en
France et à l'étranger, sur la mort apparente et
sur les inhumations prématurées. Nous avons
reconnu, après avoir terminé les recherches né-
cessitées par ce travail, que ces ouvrages étaient
beaucoup plus nombreux que nous ne le suppo-
sions. Leur énumération complète eût exigé beaucoup de place et cela sans grande utilité, car le
plus grand nombre de ces écrits sont de fasti-
dieuses compilations sans valeur scientifique.
Nous nous sommes donc borné à donner la liste
des livres ou des mémoires, qui nous ont paru
présenter le plus d'intérêt.

Liste des principaux ouvrages écrits sur la mort
apparente et les inhumations prématurées.

Pline. Histoire naturelle. Liv. VII, chap. 52.

Rohrius. De masticatione mortuorum. Leipsik,
1679.

Kirchmayer. De hominibus appar. mortuis, 1681.

Winslow. An mortis incertæ signa minus incerta
a chirurgicis quam ab aliis experimentis?
(1740).

Winslow et Bruhier. Dissertation sur l'incertitude
des signes de la mort et l'abus des enterrements et embaumements précipités, par Jac-
ques Bénigne Winslow, traduite et commentée par J.-J. Bruhier (1742).

Bruhier. Même ouvrage que le précédent, 2ᵉ édition, 1759. Le nom de Winslow ne figure pas
sur cette nouvelle édition. La dissertation de
Winslow ne comprenait que quelques pages,
tandis que l'ouvrage de Bruhier forme 2 volumes.

Journal des Savants. Observation curieuse de
léthargie, 1746.

Louis. Lettre sur la certitude des signes de la mort, etc., 1752.

Hufeland. Incertitude des signes de la mort, etc., 1763.

Janin. Réflexions sur le triste sort des personnes qui, sous une apparence de mort, ont été enterrées vivantes, 1772.

Navier. Réflexions sur les inhumations prématurées, 1775.

Pineau. Mémoire sur le danger des inhumations précipitées et sur la nécessité d'un règlement, pour mettre les citoyens à l'abri du malheur d'être enterrés vivants, 1776.

Gardamme. Catéchisme sur les morts apparentes, 1781.

Thierry. La vie de l'homme respectée et défendue dans ses derniers moments, 1787.

Thomassin. Mémoire sur l'abus de l'ensevelissement des morts et sur le danger des inhumations précipitées, 1789.

Pia. Avisos interessantes sobre as mortes apparentes, recopilados da colleccao da sociedade humana de Ingleterra, Lisboa, 1790.

11.

Berchtold. Projet pour prévenir les dangers très-
fréquents des inhumations précipitées, présenté à l'Assemblée nationale par le comte
Léopold de Berchtold, 1791.

Michel Lévy. Essai de police médicale sur l'incertitude des signes de la mort et le danger des
inhumations précipitées, 1820.

Julia de Fontenelle. Recherches médico-légales sur
l'incertitude des signes de la mort, les dangers
des inhumations précipitées et les moyens de
constater le décès, 1834.

Manni. Manuel pour la cure des morts apparentes (en italien), 1835.

Lenormand. Inhumations précipitées, 1840.

J.-B. Vigné. Traité de la mort apparente, 1841.

Leguern. Danger des inhumations précipitées
(6ᵉ édition, 1844). La 1ʳᵉ édition date de 1834.
Elle a été renvoyée au Ministre de l'Intérieur
par la Chambre des députés. (On voit que ce
n'est pas d'aujourd'hui seulement que les
grands corps de l'État s'occupent de la question des inhumations prématurées.)

Bouchut. Traité des signes de la mort et des

moyens de prévenir les enterrements préma-
turés, 1848.

Commission nommée par l'Académie. Rapport à
l'Académie des sciences sur le prix fondé par
le professeur Manni, 1848.

Frédérik Kempner. Mémoire sur la nécessité de
l'établissement légal des maisons mortuaires,
1853.

Londe. Lettre sur la mort apparente, les conséquences réelles des inhumations précipitées, et
le temps pendant lequel peut persister l'aptitude à être rappelé à la vie, 1854.

Josat. De la mort et de ses caractères. Nécessité
d'une révision de la législation des décès pour
prévenir les inhumations et les délaissements
anticipés. — Ouvrage entrepris sous les aus·
pices du gouvernement et couronné par l'Institut, 1854.

FIN.

APPENDICE.

―――――

DES CHAMBRES MORTUAIRES EN ALLEMAGNE.

Nous avons voulu visiter les chambres mortuaires de l'Allemagne, afin d'être parfaitement fixé sur leur utilité et d'étudier la législation allemande relative aux décès. Notre voyage ayant été fait pendant l'impression de notre livre, nous sommes obligé de reléguer ici le résultat de nos recherches.

De toutes les chambres mortuaires de l'Allemagne, celle de Francfort est toujours la mieux organisée. La description que nous en avons donnée d'après M. Josat est encore exacte, seulement le mécanisme d'horlogerie destiné à constater la présence du gardien n'existe plus; il est ou du moins il va être remplacé par un appareil électrique, d'après ce que nous a dit le médecin surveillant de l'établissement, M. Schmidt. Les autres chambres mortuaires ne méritent pas une description particulière.

En entreprenant notre voyage, nous avions principalement pour but d'élucider la question suivante :

Peut-on citer des exemples d'individus revenus à la vie pendant qu'ils étaient déposés dans la chambre mortuaire ?

Depuis le livre de M. Josat, déjà ancien, rien

de sérieux n'avait été écrit sur ce sujet, et les renseignements que j'avais puisés à différentes sources étaient tout à fait contradictoires.

Après avoir visité les villes les plus importantes de l'Allemagne et interrogé des gardiens de cimetières, des médecins, des professeurs et toutes les personnes susceptibles de me renseigner (1), je crois pouvoir affirmer que personne n'est encore revenu à la vie dans les chambres mortuaires de l'Allemagne (2); mais je dois me hâter d'ajouter qu'il n'est guère possible qu'il en soit autrement.

Examinons en effet ce qui se passe en Allemagne lorsqu'un individu est décédé.

D'après la législation allemande, un individu ne peut être enterré que trois jours après sa mort, à moins cependant que la décomposition n'ait commencé auparavant, ce qui doit être constaté par un médecin.

Contrairement à ce qu'on croit généralement en France, on ne dépose que très-rarement des cadavres dans les chambres mortuaires. On pré-

(1) Parmi les nombreuses personnes auxquelles je dois des remercîments je citerai surtout M. le professeur Chelius, doyen de la Faculté de médecine à Heidelberg, qui m'a donné des renseignements très-détaillés sur la législation allemande relative aux décès, et M. Julius Staudt, de Francfort, qui m'a mis en rapport avec plusieurs personnes capables de me donner les renseignements dont j'avais besoin.

(2) Je dois faire exception cependant pour Berlin que je n'ai malheureusement pas eu le temps de visiter. On m'a affirmé qu'une douzaine de personnes étaient revenues à la vie dans la chambre mortuaire de cette ville. Mais d'autres personnes m'ont assuré que le fait était parfaitement inexact. Quand on n'a pas été soi-même sur les lieux on n'a jamais de renseignements précis.

fère garder les corps dans les maisons. A Francfort, ville de 70,000 habitants, et où se trouve la plus belle chambre mortuaire de toute l'Allemagne, une centaine d'individus seulement y sont déposés annuellement. Ce sont généralement des sujets morts dans les hôtels, ou ne présentant pas au bout de trois jours les symtômes de la décomposition, ou qui, faute de place, n'ont pu être conservés dans les appartements.

Dans la plupart des villes allemandes, le nombre des cadavres déposés dans les chambres mortuaire est encore beaucoup moins élevé qu'à Francfort. Il n'est pas étonnant, dès lors, qu'on ne puisse citer des exemples d'individus qui y soient revenus à la vie.

Les Allemands savent parfaitement que la décomposition cadavérique est le seul signe certain de la mort, et c'est pourquoi ils n'enterrent les corps qu'après un délai suffisant pour que ce signe ait eu le temps de se manifester.

Le médecin gardien de la chambre mortuaire à Francfort m'a raconté un fait qui démontre bien une fois de plus tout le danger qu'il y a à enterrer un individu avant que la décomposition ait commencé.

Il y a quelques années tous les membres de la famille d'un médecin polonais moururent successivement de la même maladie en présentant les mêmes symptômes. Le médecin lui-même fut atteint. Bientôt il fut considéré comme mort et on fit les préparatifs de son enterrement. Une circonstance fortuite retarda le moment de son inhumation et il revint à la vie. Se rappelant que

·tous ses parents avaient présenté les mêmes symptômes que ceux qui chez lui s'étaient terminés par une mort apparente, il resta convaincu qu'on les avait enterrés vivants, et cette idée affreuse n'a cessé de le poursuivre. En visitant la chambre mortuaire de Francfort il déplorait amèrement que son pays fût privé d'une semblable institution.

Un écrivain scientifique d'une très-grande valeur, M. Victor Meunier, a proposé dans l'*Opinion nationale* de n'enterrer les individus qu'après l'apparition des premiers signes de la décomposition, c'est-à-dire trois jours environ après leur mort, et de les conserver au domicile funèbre jusqu'à ce moment, ainsi que cela se pratique en Allemagne.

Nous approuvons complétement le conseil de notre savant confrère. La mesure qu'il propose est certainement la meilleure. Malheureusement il est bien difficile qu'elle soit adoptée en France. A Paris, une maison est toujours habitée par un grand nombre de locataires, et la présence prolongée d'un cadavre serait redoutée. Dans les campagnes, on ne possède souvent qu'une chambre pour toute la famille; on ne peut donc guère exiger qu'on y conserve un cadavre pendant trois jours. Les moyens que nous avons proposés pour prévenir le danger des inhumations prématurées sont les seuls qui puissent être adoptés sans inconvénients.

TABLE DES CHAPITRES.

———✦———

CHAPITRE I.

DES OBSERVATIONS D'INHUMATIONS PRÉMATURÉES RAPPORTÉES PAR LES AUTEURS.

CHAPITRE II.

OBSERVATIONS DE MORT APPARENTE ET D'INDIVIDUS ENTERRÉS VIVANTS.

Iʳᵉ SÉRIE : FAITS DONT L'AUTHENTICITÉ NE PARAIT PAS PARFAITEMENT DÉMONTRÉE. — Personnages revenus de leurs funérailles. — Histoires racontées par Pline. — Individus revenus à la vie pendant leur autopsie. — Confession du chirurgien Peu. — Observations d'inhumations prématurées rapportées par Bacon. — Le docteur Scot. — Jeune fille devenue enceinte pendant qu'elle était dans l'état de

CHAPITRE III.

OBSERVATIONS DE MORT APPARENTE ET D'INDIVIDUS ENTERRÉS VIVANTS.

CHAPITRE IV.

OPINION DES AUTEURS SUR LES SIGNES DE LA MORT.

CHAPITRE VIII.

DE L'ÉTAT DE L'INTELLIGENCE PENDANT LA MORT APPARENTE.

CHAPITRE IX.

CONSIDÉRATIONS PHYSIOLOGIQUES SUR LE MÉCANISME DE LA VIE ET DE LA MORT.

CHAPITRE X.

POSSIBILITÉ DE RAMENER A LA VIE UN GRAND NOMBRE
D'INDIVIDUS EN ÉTAT DE MORT APPARENTE.

CHAPITRE XI.

DES USAGES FUNÈBRES CHEZ LES ANCIENS ET CHEZ
LES MODERNES.

CHAPITRE XII.

DES MOYENS PROPOSÉS POUR PRÉVENIR LES INHUMATIONS PRÉMATURÉES.

CHAPITRE XIII.

DISCUSSIONS DU SÉNAT SUR LES MOYENS PROPOSÉS POUR PRÉVENIR LES INHUMATIONS PRÉMATURÉES.

CHAPITRE XIV.

DES MESURES A ADOPTER POUR PRÉVENIR LES INHU-MATIONS PRÉMATURÉES.

INDEX.

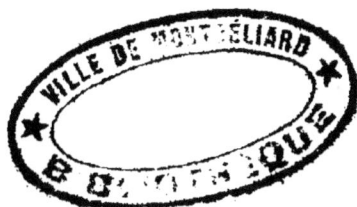

VILLE DE MONTBÉLIARD BIBLIOTHÈQUE

PARIS. — IMPRIMERIE DIVRY ET Ce,
rue Notre-Dame des champs, 49.

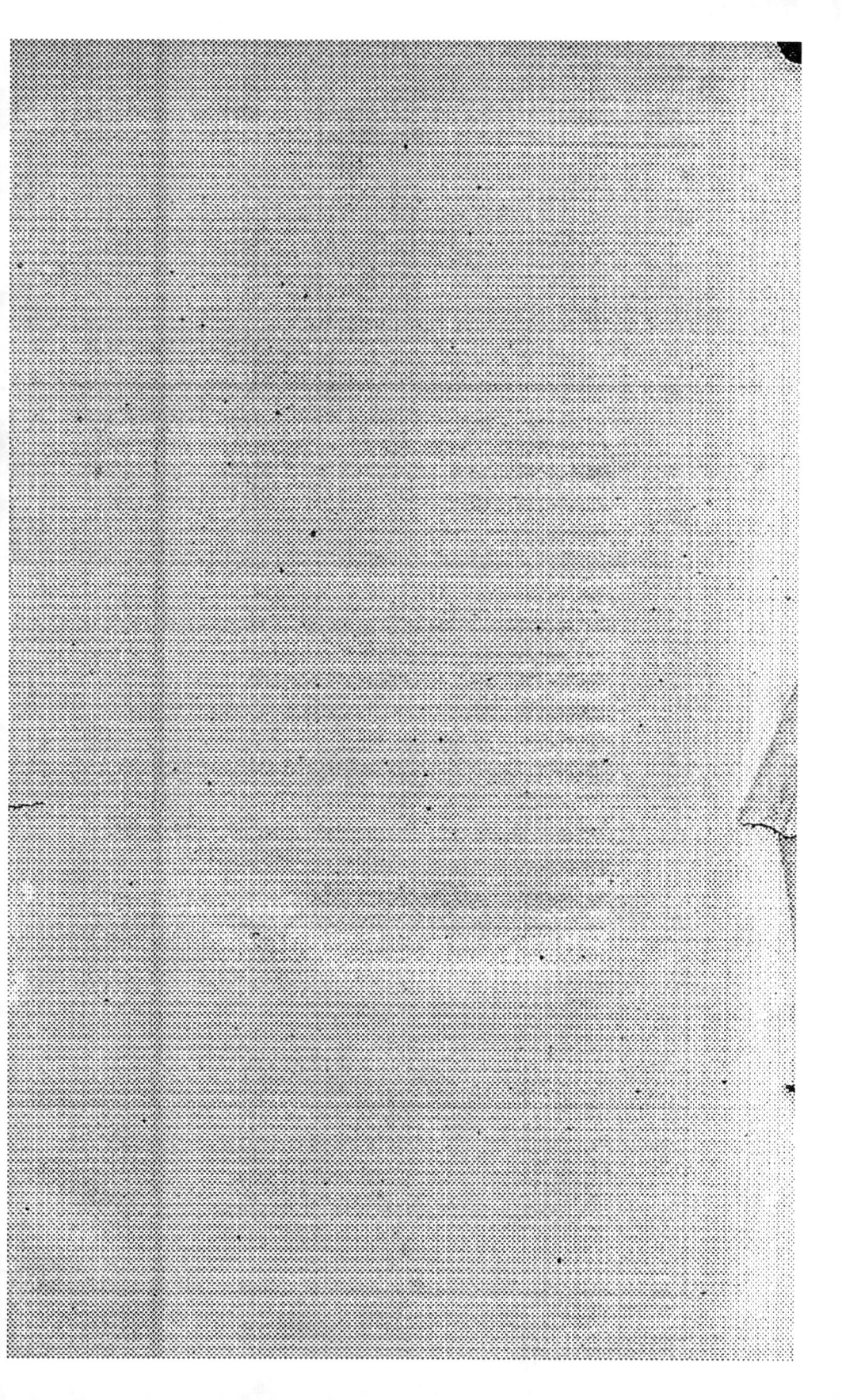

DU MÊME AUTEUR :

La Brenne. Recherches sur la fièvre intermittente, le dessèchement et la mise en culture des terres marécageuses. In-8°. Paris, 1860.

Nouvelle méthode simplifiée d'analyse chimique des terres. In-8°. Paris, 1862.

Progrès et tendances des sciences modernes. (*Musée des Sciences.*)

De l'existence d'un alcaloïde dans la fève de Calabar et de ses propriétés thérapeutiques. (Comptes rendus de l'Académie des sciences, 1865.)

La question des générations spontanées. (Divers articles dans plusieurs journaux.)

Causeries scientifiques et bibliographiques. (*Courrier Médical.*)

Recherches sur la mort apparente. In-4°. Paris, 1866.

Chroniques scientifiques et médicales. (*L'Événement.*)

Les applications de la Chimie. Traité de chimie appliquée aux sciences, à l'industrie, à l'agriculture et à la médecine. 2 forts volumes in-8° (sous presse).

Paris. — Imp. Divry et Cⁱᵉ, rue N.-D. des Champs, 49.

www.ingramcontent.com/pod-product-compliance
Lightning Source LLC
Chambersburg PA
CBHW070520200326
41519CB00013B/2861